免疫力

付雅楠　主编

U0340469

吉林科学技术出版社

图书在版编目（CIP）数据

免疫力 / 付雅楠主编. -- 长春 ：吉林科学技术出
版社，2024.3
ISBN 978-7-5744-1158-6

Ⅰ．①免… Ⅱ．①付… Ⅲ．①免疫学－基本知识
Ⅳ．①R392

中国国家版本馆CIP数据核字(2024)第064610号

免疫力

MIANYILI

主　　编　付雅楠
出 版 人　宛　霞
策划编辑　穆思蒙　张　超
全案策划　吕玉萍
责任编辑　王聪会
封面设计　韩海静
内文制作　郭红玲
幅面尺寸　160 mm×230 mm
字　　数　180千字
印　　张　11
印　　数　1—10 000册
版　　次　2024年5月第1版
印　　次　2024年5月第1次印刷
出　　版　吉林科学技术出版社
发　　行　吉林科学技术出版社
地　　址　长春市福祉大路5788号龙腾国际大厦A座
邮　　编　130118
发行部电话/传真　0431-81629398　81629530　81629531
　　　　　　　　　　　81629532　81629533　81629534
储运部电话　0431-86059116
编辑部电话　0431-81629517
印　　刷　德富泰（唐山）印务有限公司
书　　号　ISBN 978-7-5744-1158-6
定　　价　59.00元

如有印装质量问题　可寄出版社调换
版权所有　翻印必究　举报电话：0431-81629508

前　言

　　人生一世，无论是贫穷还是富贵，身体的健康是最重要的。俗话说，身体是革命的本钱，如果没有一个健康的身体，那么一切都是空谈。

　　在我们身体内部，免疫系统每天都指挥着免疫细胞与入侵的病原体进行着一场又一场的战争。免疫细胞与入侵病原体之间的战争似乎从人类诞生的那天起，就已经开始了，双方在战争中不断演化，就像是进行着军备竞赛。

　　我们身体的免疫系统就像指挥官一样，指挥成千上万的免疫细胞，守卫着我们的身体。一方面，这些免疫细胞的战斗力要足够强大，才能够有效抵挡一切外来的入侵分子。另一方面，我们也要防止它们变成激进的"狂热分子"，不分敌我地进行无差别攻击。在攻击敌人的同时，误伤我们身体内的健康细胞。

　　除了要应对外来入侵的敌人，我们还要小心那些"叛变者"。在我们的身体中，每天都有细胞发生病变并变成癌细胞。这些癌细胞非常狡猾，它可以逃避免疫系统的侦查与识别，从而在我们的身体内肆意繁殖，最终使我们的身体健康受到威胁。

　　当然，在我们的身体内，还居住着一些早期就存在的微生物，这些微生物被称为"外族人"。大部分时候，它们与我们达成了"互不侵犯协议"，并且有时还会帮助我们维护身体健康，成为我们的"盟友"。但是，它们也有"不稳定"的时候，如果处理不好，就会变成我们的"敌人"。

这一切都与我们的免疫系统和免疫力有关。可以说，免疫力是我们身体的支柱，它让我们每天都能健康地生活。

但是，对于免疫系统和免疫力，我们又知道多少呢？很多人对此都是一知半解的，无法说出其细节。

本书是介绍免疫力的科普书，共分为四章。第一章，介绍了关于免疫力的基础知识，能够帮助大家认识什么是免疫力；第二章，介绍了我们的免疫力可能会遇到哪些危机；第三章，介绍了怎么吃才能保护我们的免疫力；第四章，则是一些有助于保护我们免疫力的生活习惯。

希望这本书，能够帮助大家更好地认识免疫力、理解免疫力。同时，也让我们的身体更加健康。

要相信，未来可期！

因为我们始终在进步。

要相信，我们可以有效抵抗许多外来病原体。

因为我们有着强大的免疫系统。

从现在开始，一起来保护我们的免疫力吧！

目 录

第 3 章

管理免疫力：合理膳食

第 4 章

管理免疫力：健康生活

第1章

了解免疫力：正确认识

1.1 免疫力是什么

　　我们的身体是一个复杂的系统。我们自己感觉不到，其实每天，我们的身体都在打仗，对外界的入侵病菌进行识别与打击，从而保证我们能够健康地生活。只有在生病的时候，我们才会意识到自己的身体正在历经一场战争。

　　实际上，在我们的身体出现症状时，战争并不是刚刚开始，而是已经进行到了白热化的阶段，战场早已经炮弹满天飞了。咳嗽、流鼻涕、打喷嚏都是在将这些入侵物排出体外。

　　有时，我们可能会不小心弄破自己的皮肤，只要及时进行消毒，大部分时候并没有什么大碍，因为我们的身体会自行修复。修复我们

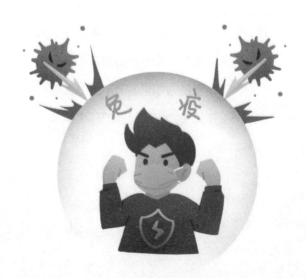

伤口的便是免疫系统。

无论是发热还是发炎，本质上都是我们身体内的免疫系统在工作。它就像一个勤劳的管家，一天 24 小时无时无刻不在监管着我们的身体。免疫系统为我们提供免疫力，免疫力是保障我们身体健康的根本，人体抵御病菌的侵害都要依靠免疫系统来实现。

那么，问题就来了，你对免疫系统了解多少呢?

人体的免疫系统结构极为复杂，由很多成员组成，主要成员是免疫器官及其产生的免疫细胞。免疫系统主要的免疫器官有骨髓、胸腺，还包括扁桃体、阑尾、淋巴结和脾等。以前，人们认为胸腺、扁桃体和阑尾是人体内可有可无的东西，手术时可以随意将它们切除。但是随着人们对身体的了解越来越深入，发现它们是人体内重要的免疫器官，是身体的卫士，不仅不能随意切除它们，还要加倍呵护它们。这些免疫器官的主要任务是制造和培训各种免疫细胞。而免疫细胞，正是执行免疫系统各项防御功能的基本单位。

可以说，免疫器官就相当于军营，从里面走出来许多免疫细胞，它们是一个个不畏险阻、勇往直前的士兵。但是光有士兵是不够的，还得配有先进的武器，免疫分子便是士兵们使用的武器。

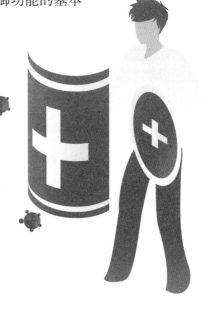

免疫器官根据其作用可以分为中枢免疫器官和周围免疫器官，前者相当于指挥部，后者相当于分管机构。人的胸腺和骨髓属于中枢免疫器官，其中骨髓是干细胞和 B 细胞发育分化的场所，胸腺是 T 细胞发育分化的器官。脾和全身淋巴结是周围免疫器官，它们是成熟 T 细胞和 B 细胞定居的地方，也是发生免疫应答的场所。此外，黏膜免疫系统和皮肤免疫系统也是重要的局部免疫组织。肠道也是免疫器官，不过它有些特殊，属于比较独立的免疫器官，这在后面的章节中会详细介绍。

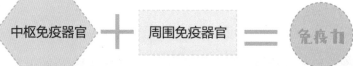

广义的免疫细胞包括造血干细胞、淋巴细胞系、单核细胞系、粒细胞系、红细胞、肥大细胞和血小板等；狭义的免疫细胞主要以淋巴细胞和粒细胞为主。而一般我们所说的免疫力，主要是指淋巴细胞的战斗能力。

免疫分子是广义上具有免疫能力的物质，其中包括免疫细胞膜分子，如抗原识别受体分子、分化抗原分子、主要组织相容性分子及一些其他受体分子等；也包括由免疫细胞和非免疫细胞合成与分泌的分子，如免疫球蛋白分子、补体分子、细胞因子等。这些都是免疫细胞的强大武器和装备，是我们机体"保卫家园"的重要手段。

总之，免疫系统是一个复合系统，其中包含了许多东西，有数百种小器官和一些稍大的器官，还有管道和组织的网络，特化为几十种类型的数十亿细胞，以及 10^{18} 数量级的游离蛋白。这些部分组成了既不尽相同又有所重叠的层次和系统，我们可以简单将其理解成一个庞大的王国。它们分为两个迥异的部分：先天性免疫系统和适应性免疫系统。

先天性免疫系统是与生俱来的，是我们人体基本的防御机制。适应性免疫系统则是后天的，由特化的超级细胞组成。

有了这么一个庞大的系统和源源不断的兵员补充，我们的身体大多数时候完全不用我们操心，它们自己就能抵御外来的入侵者。但是有一点需要注意，人体的免疫系统与细菌、病毒等微生物并不总是处于"仇人相见分外眼红"的状态，而是处于一种平衡的状态，免疫系统只会清除那些对健康产生危害的寄生虫、细菌和病毒，而不是把所有微生物都杀死。我们的身体中有大量的细菌被免疫系统豁免，而且很多细菌对人体有益，与人是共生关系。关于这点，在之后的章节中也会进行详细介绍。

虽然我们体内携带着病毒，但是我们大部分时候处于相对健康的状态，也不会有什么不适，我们之所以对它们没有感觉，是因为我们体内的免疫系统掌控着一切。但是，一旦我们的免疫力开始下降，免

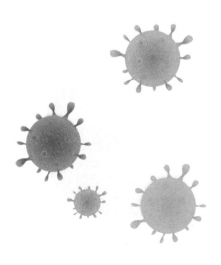

疫系统的运转效率就会变低。这时，那些病毒会趁机大量繁殖，使我们的身体处于病态。

举个例子，有一种巨细胞病毒，是一种疱疹病毒组 DNA 病毒，它在人体内和许多动物身上都广泛分布。如果感染了这种病毒，大部分时候是没有明显症状的，但在某些情况，若是严重一点儿，会导致人或动物死亡。

这种巨细胞病毒分布广泛，在中国人中，大概有 95% 的人体内含有这种病毒。但大部分情况下，这种病毒不会对我们的身体造成影响，我们也觉察不到这种病毒的存在，只有在化验的时候才能发现它们。再比如，弓形虫这种寄生虫，在英国有 40% 的人口被感染，法国更是达到了 90%，中国也有 20% ~ 30%，但大部分人都能一辈子和弓形虫相安无事。

正是免疫系统的存在，使这些病毒处于被"监管"的状态，它们才不会过于"放肆"。

在生活中，我们也可以发现，有些人一年四季都不怎么生病，有些人却动不动就会发热、感冒，本质上就是因为他们的免疫力各有高低。

1.2 免疫力的三大屏障

我们体内的免疫系统为我们的健康保驾护航，简单来讲，它为我们提供了三道屏障。这三道屏障就像是三条并排排列的万里长城，将入侵者挡在了门外，抑或在它们还未对我们的健康造成影响的时候，就被免疫大军驱逐出境或消灭。

第一道屏障是皮肤、黏膜与肺。

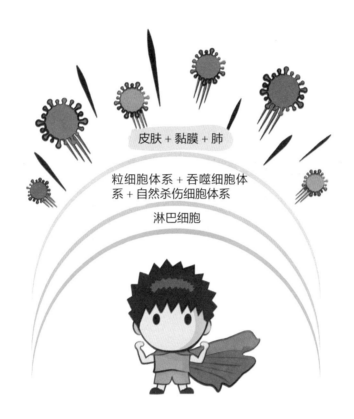

我们人体表面的皮肤也就是表皮，是由死去的细胞堆积而成的，表皮下的汗腺、皮脂腺会分泌具有抗菌成分的物质，所以只要皮肤没有破损，几乎没有什么微生物能穿透我们的皮肤。除此之外，皮肤的汗腺排泄出的乳酸也能抑制病原菌的生长，皮脂腺分泌的脂

肪酸也有一定的杀菌作用。

除了皮肤之外，黏膜和肺也是直接和外界接触的器官。我们每天都在呼吸，将空气中的大量微生物吸入体内，那些在肺泡上游走的"尘细胞"会把这些"异物"吞下，尘细胞是吞噬灰尘后的肺巨噬细胞。类似细菌这类的生物会被尘细胞分解，而类似 PM2.5 这种无法分解的物质就储存在尘细胞的"肚子"里，等"肚子"装满了尘细胞就顺着气管上摆动的纤毛游走到咽喉部位，从气管进入食管或者鼻腔，痰或者鼻涕就是这些东西混合着唾液形成的。

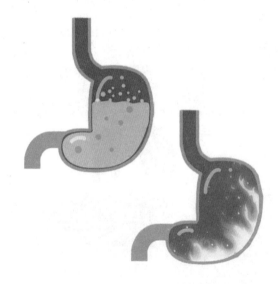

实际上，大部分痰会进入胃中，由胃酸来进行处理。胃酸是人体防线中非常重要的杀伤性武器，因此，即使把痰咽下去，也不用担心这会给我们的身体造成伤害，因为胃酸会帮助我们解决掉它们。

我们的第一道屏障是比较坚固的，不容易被突破。因为呼吸道、消化道、泌尿生殖道的黏膜有机械性消除细菌的作用。大部分进入鼻腔的细菌会被鼻毛挡住，粘在鼻腔黏膜分泌的黏液上，这些细菌会被呼出的气体带出，能限制病原体侵入下呼吸道。在唾液、眼泪和乳汁里含有溶菌酶，能溶解和消灭细菌，也可以使病毒失去活性。溶菌酶广泛存在于人体多个组织中。

但若是我们黏膜的防御功能下降，那么免疫力也会随之下降，就很容易生病。如果有病原体突破了我们的第一道防线，它面对的将是第二道屏障。

这时，我们体内的粒细胞体系、吞噬细胞体系和自然杀伤细胞体系就会出来工作，它们具有强大的战斗力。当我们被病原体感染时，体内的粒细胞体系便开始运转，人体就会出现发热、流鼻涕、咳嗽等症状。外源性的病原体会被人体内具有吞噬病原体能力的吞噬细胞消灭，如吞噬细胞、单核细胞、巨噬细胞等。这种吞噬细胞广泛分布在各组织器官中，它们像"巡逻兵"一样监测病原体。

如果病原体过于强大，连续突破了第一道与第二道防线，没关系，还有第三道防线等着它。

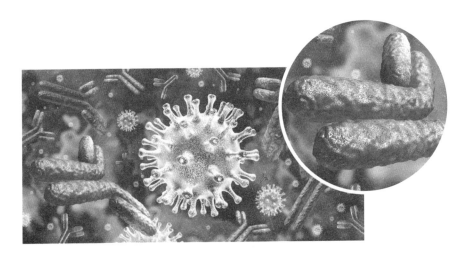

此时，我们的淋巴细胞该出场了。淋巴细胞是白细胞的一种，也

是体积最小的白细胞。

这就相当于，入侵的病原体占领了很多地盘，"地方部队"已经拿它们没办法了。这个时候，更为强大的"中央部队"就出来对付敌人了。淋巴细胞就是我

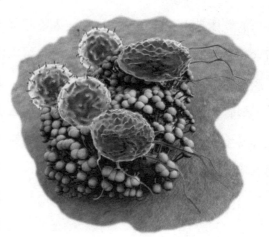

们人体的主要军事力量，我们已经了解并命名的淋巴细胞亚群有100多个，它们之间都有着内在逻辑性的分工合作。淋巴细胞可特异性识别免疫抗原和刺激，就像一个精密合作的体系，在不同抗原刺激情况下发挥不同的功能。

T细胞是对付外来入侵的主要部队，它们由一群分工不同的淋巴细胞亚群构成，能够识别敌人，会在发现敌人后快速传递信号并上前杀敌。在消灭敌人后，它们也会协助B细胞产生抗体，在下次遇到同一种外来入侵病原体时，能够更为快速与精准地识别并粉碎这些病原体的入侵行动。

打疫苗可以提高我们对一些疾病的免疫力，其原理就是：疫苗对于我们身体内的免疫系统来讲，相当于一次军事演习，在真正的敌人到来之前，我们先预演一次，让身体内的免疫系统形成免疫记忆，在未来人体遭受真正的病毒攻击时，免疫系统便会迅速做出反应。关于疫苗，会在后面的章节中具体展开。

当然，记忆细胞也有长寿和短寿之分。感染后，短寿的记忆B细胞和记忆T细胞只在人体内存活几周的时间。这是因为，在刚历经一

场与病原体的大战后，需要记忆 B 细胞和记忆 T 细胞时刻关注被消灭的敌人，以防被消灭的病原体再次出现。而那些长寿的记忆细胞会存活几十年甚至终身。我们的每一滴血液中都有 13 万亿个抗体，这些抗体是蛋白质记忆的一部分，它包含了我们一生中击败的所有疾病的信息。

T 细胞就像是一个圣斗士。一般来讲，同样的攻击方式对它们只能使用一次，因为第二次使用时，T 细胞就具备了一定的免疫记忆。

T 细胞存在于我们身体中的各个部位。在正常情况下，T 细胞在周围组织中的数量相对稳定。比如，在胸导管淋巴液中约占 90%，在脾中约占 30%，在淋巴结中约占 75%，在末梢血中占 60% ～ 80%。

不得不说，T 细胞是我们免疫系统的主力军，我们的身体能够长期维持健康，T 细胞发挥了重要作用。

另外，T 细胞还能分泌一些细胞因子，如白介素、转移因子、干扰素等强大战斗武器，调控免疫反应或直接消灭抗原物质。

除了 T 细胞之外，我们身体内还有 B 细胞，它可以说是免疫系统中的特种兵，虽然数量比 T 细胞少，但是比 T 细胞更精锐。

在我们出生的时候，B 细胞就在我们的骨髓内分化成熟了。成熟的 B 细胞会定居在周围淋巴组织，如淋巴结的皮质区和脾的红髓及白髓内。

当 T 细胞在前线与病原体战斗时，部分 B 细胞就会默默记录下外来入侵病原体的特征，B 细胞也是唯一能产生抗体的细胞。

一般来讲，有这三道屏障，就能将绝大多数外来入侵病原体挡在门外。

冷知识：你知道免疫力怎么分类吗

免疫力的分类标准并非单一的。

根据获得方式的不同，免疫力可以分为先天性免疫力和适应性免疫力。

先天性免疫力又称为固有免疫力，顾名思义，它是与生俱来的，并不是针对某种细菌或病毒的。跟后天免疫系统不一样，先天免疫系统不会提供持久的保护，主要是迅速发挥抗感染作用。

适应性免疫力是人出生后在生活中自然获得的，或者用人工辅助的方法被动得到的，比如我们小时候接种了水痘疫苗，我们对水痘就会有很强的免疫力，这种免疫力就是适应性免疫力。

根据针对对象的不同，免疫力也可以分为非特异性免疫力和特异性免疫力。

我们先来看什么是特异性免疫力。顾名思义，这种免疫力是具有针对性的，是一种针对特定病原体的免疫力。由于它是在后天形成的，所以也叫获得性免疫力。怎样才能获得这种免疫力呢？它是因人而异的，也是因病而异的。假如我们患了某种传染病或者隐性感染，那么我们就能获得针对这种病的免疫力。这也是为什么通过接种疫苗我们就可以获得特异性免疫力。接种疫苗的原理，就是把人工制成的消减或消除毒力的病毒株接种到人体内，让我们的身体产生针对这种病毒的特异性免疫力，以后再遇到这种病毒的时候我们就不会被感染了。

上文我们提到的接种水痘疫苗获得的免疫力，就是特异性免疫力。

非特异性免疫力，主要是指机体的皮肤、黏膜对病原体的阻挡作用，皮肤、黏膜所分泌的杀菌物质的杀菌作用，吞噬细胞和中性粒细胞的吞噬作用，以及补体、溶菌酶、抗菌肽、干扰素等物质对病原体的作用。我们要密切关注非特异性免疫力，因为特异性免疫力可以依赖科学和疫苗，而非特异性免疫力是可以通过我们自己来增强的。

1.3 免疫系统有哪些功能

我们的免疫系统除了对抗外来的入侵病原体之外，还默默维护着我们身体自身的稳定。

免疫细胞在我们的体内巡逻，即使我们晚上睡觉休息了，它们也在不间断地默默贡献着自己的力量。

免疫力三大功能

防御 ✛ 监视 ✛ 维护自身稳定

免疫系统第一个最重要的功能就是防御功能。

很多时候，我们对于免疫细胞所做的防御工作是全然没有感觉的，这是因为在正常情况下，在面对外来入侵病原体的时候，我们的免疫细胞处于绝对的优势。它就像我们身体内的管家一样，能够快速反应并处理一些小规模的入侵和骚扰，而且处理得非常漂亮。这些免疫细胞知道我们每天都很忙，因此不会一直提醒我们。

但是，有时候，免疫系统也会面临一些棘手的敌人。这时，我们就会出现体温升高、全身酸痛、流鼻涕、流眼泪等症状。这种情况说明我们的免疫系统正在调动全身的各种力量和防御机制。高热是因为我们的免疫细胞与敌人的战斗进入了白热化阶段，整个战场热火朝天，免疫系统不得不将战场的温度提升一点儿，从而更好地消灭敌人。我们流鼻涕、咳痰，就是为了将异物和"战争垃圾"排出体外。

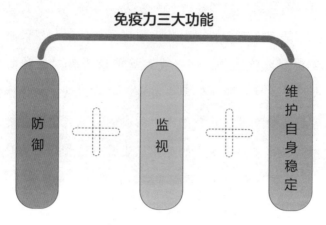

有的时候，我们的免疫细胞会战败，这时，病毒与细菌等敌人就会乘虚而入，引发严重的败血症和感染性休克，甚至危及生命。我们有时会看到感染的部分化脓，这也是免疫细胞与外来入侵病原体在战斗过程中两败俱伤留下来的痕迹。

除了防御功能，免疫系统的另一个功能就是监视功能。

在我们的一生中，我们的身体会遭遇很多不同种类的外来入侵病原体。当我们的身体第一次遭遇某种病原体时，B细胞就会默默记住它们。B细胞的记忆力很强大，一旦记住了某种病原体，就会终生记住。当同一种病原体再次入侵我们身体时，B细胞就会马上产生抗体，在病原体还没反应过来的时候就将其杀死。

抗体是人类的一种超级武器，我们的祖先从各种疾病和感染中幸存下来就是因为体内拥有抗体，像水痘和天花这类疾病，只要我们得过一次就不会再得，就是这个原因。接种疫苗也是为了让我们的身体对相应疾病产生抗体。

但是，相信很多朋友会有疑问，既然如此，为什么我们却会经常

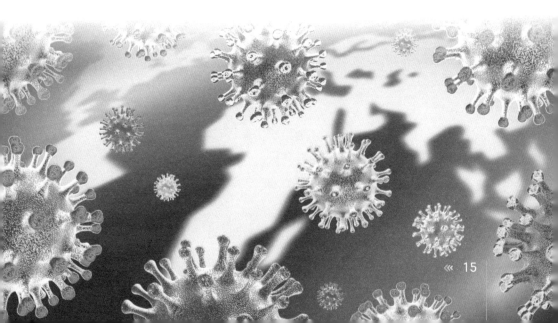

感冒呢？为什么不是一次感冒之后就终生不再感冒呢？

这是因为，导致我们感冒的病毒有无数种类型。有一些病毒，比如流行性感冒病毒，会随着时间与感染的过程不断变异与发展。等我们的免疫细胞再次见到它们的时候，便不认识了。这就是我们经常会得流行性感冒的原因。

我们的免疫系统还有维护自身稳定的功能。

每天，我们的体内都会有上亿个细胞不断分裂与繁殖，在这个过程中，有一些不安分的细胞发生了叛变，突变成了癌细胞。有一个听起来有些可怕的事实，我们必须得接受，其实我们的身体内每天都会有癌细胞产生。一般情况下，每一个正常人的体内，每天都会产生 100 ~ 200 个突变细胞，也就是癌细胞。而在 40 岁以上的人群中，每天每个人的体内则会产生 3000 ~ 5000 个癌细胞。

但是，请不要担心，我们的免疫系统会清理这些"叛乱分子"。正常细胞繁殖几代后就会衰老死亡，而癌变细胞则会无休止地复制繁殖，并扩散到全身各处。如果机体没有能力及时辨认出癌变细胞，就会造成可怕的后果——肿瘤的生长和转移。到了这个时候，就是我们所理解的癌症了。

因此，我们的免疫系统非常重要，保护和提升我们的免疫力也很重要，因为较低的免疫力，会让我们更容易患上癌症。

除此之外，我们的免疫系统还担负着身体新陈代谢的重要功能，简单来讲，就是将我们代谢过程中产生的那些"老弱病残"细胞给清理掉。但是在一些情况下，免疫系统会误伤到自己人，它们会将"友军"当成"敌军"。若是出现这种情况，就会导致一些自身免疫性疾病，典型的代表就是类风湿关节炎、系统性红斑狼疮和大部分无菌性炎症。

我们的免疫系统稍微出现一点儿问题，我们的免疫力就会下降，防御功能、监视功能、维护自身稳定的功能也会受损，我们的健康也就会面临极大的风险。

因此，认识免疫力、提升免疫力就变得尤为重要。

冷知识：感冒可以不吃药吗

实际上，我们感冒发热的时候，真正起决定性作用的是我们的免疫系统，而非吃下去的药物。

正常情况下，感冒是一种可以自愈的症状。如果我们感冒了，什么都不做，大概一个星期就能好，如果是吃药或者打针，我们会觉得舒服一些，但也需要一个星期左右的时间才能痊愈。

到目前为止，我们还没有找到一种非常有效的能够杀死引起感冒的病毒的药物。但是在生活中，绝大多数人感冒了会吃药。我们吃下去的感冒药并不会消灭病毒，它只是让免疫系统在战斗中尽量温和、克制一些，这样我们的身体就不会太难受了。

也就是说，感冒药的作用大部分是用来缓解症状的，有一些药是抗生素，也不是用来杀死感冒病毒的，而是帮助我们对抗其他可能会乘虚而入的致病细菌。

有些人感冒，两三天就好了，有些人感冒，一个星期才好，主要也是由个人的免疫力和入侵病毒的强弱决定的。

总的来说，一般情况下，感冒了就算是不吃药，我们的身体也会自愈。感冒药的最大作用就是让我们在感冒的时候没那么难受。

另外，有些人感冒症状结束后还会咳嗽。首先我们要明白，咳嗽并不是一种病，而是人的一种自我保护机制，是将体内已经死去的细胞排出体外。因此，若是连续几天咳嗽，也不用担心。但若是感冒痊愈后两周咳嗽依然很剧烈，就应该去医院就诊。

1.4 癌症是怎么来的

生命最早的状态是单细胞，在这种状态下，生命可以自给自足。就细胞本身来讲，生命的唯一目的是永续，但是永续的生命是非常脆弱的。因此，生命退而求其次，通过繁衍来传承基因，从而在基因层面上实现永生。

单个细胞除了要获取能量外，还要完成繁殖的工作。据科学家模拟猜测，在很久以前，地球上的生物都是单细胞，直到有一天，一个细胞吞噬了另一个细胞。按道理来讲，这个被吞噬的细胞也就消失了，被当成食物吞进了肚子里，从而转化成了能量。

然而，这次被吞噬的细胞非常顽强，并没有被完全消化，反而像寄生虫一样存在于吞噬者的体内。如果吞噬者有感知，就会感觉自己肚子里有个东西在蠕动，原来是之前的食物没有被消化掉，寄居在了自己的体内。

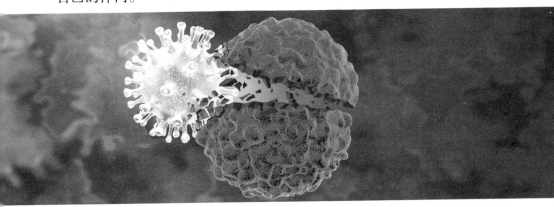

　　这或许是第一个多细胞生物的诞生，中间充满了偶然性。之后，那个吞噬者与被吞噬者和平共存，逐渐融为一体，它们逐渐发现，相比于其他单细胞生物，它们更具有竞争力。随着时间的推移，越来越多的细胞开始合并，组建细胞联盟，我们称之为多细胞生物。

　　在细胞联盟中，不同的细胞有不同的任务，因此，多细胞内部也产生了分工。尽管单个细胞都有永生的冲动，也就是繁殖的本能，但不能任由所有的成员都不受限制地繁殖，因为这将会导致整个细胞联盟的崩溃。

　　除了生殖细胞外，其他细胞都"自愿"放弃了自己繁殖的权利。在这个联盟内部，只有精细胞与卵细胞具有繁殖的能力，其他细胞逐渐失去了繁殖能力，但是各司其职。

　　这些细胞虽然失去了繁殖能力，但它们还是能自我复制，也就是复制遗传物质 DNA，有些细胞每隔几小时就分裂一次，有些细胞则一生都不会分裂。

　　但是，毕竟繁殖是所有细胞的本能，在这个联盟内部，时不时就会有细胞重新"找回了自我"，并丢下手中的工作，从而开始寻求属于自己的道路。这个过程可能是一段漫长的"变革之旅"。

　　是的，它们要繁殖，它们要永生，它们不甘心只有精细胞与卵细胞有繁殖的权利而自己没有。

　　这些"重新繁殖"的细胞就是癌细胞，也就是说，癌细胞其实是生命体内自身产生的一场叛变。

　　但是，并不是每个癌细胞都能"反叛"成功，在它们反叛的同时，生命体内的免疫细胞就像全副武装的军队一样，将反叛的细胞扼杀在摇篮里。但是，总会有一些漏网之鱼，只要时间足够长，就真的

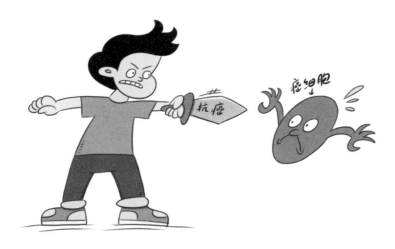

叛变成功。

　　人的年龄越大，患癌症的概率就越大。在以前，人均寿命相对较短，通常活到四五十岁，就会因为各种疾病而去世。在这种情况下，很可能是他的细胞还没来得及产生癌变就去世了。然而如今，随着医疗技术的进步和生活水平的提高，人均寿命显著延长。因此，癌症逐渐成为一个普遍的健康问题，离人们的生活越来越近。

　　每一个生命体，都避免不了癌症。换句话讲，若是人类的寿命可以更久远，那么理论上来讲，每一个人最终都会死于癌症。

　　我们说回到细胞，联盟内的细胞虽然暂时放弃了繁殖的能力，但是它们具有分裂的能力。每次细胞分裂都并非完全准确，在一定概率上会产生错误。有些情况的错误是无伤大雅的，但有些情况的错误却是危险的。

错误的情况就是基因突变，大多数时候的基因突变不会造成什么影响，但有些基因突变可能会带来严重的后果，比如突变成癌细胞。

人体内共有八道对付这种癌细胞的工序，那么为什么没有第九道呢，因为没有必要。

首先这些细胞需要突变成癌细胞，然后还要突破人体内的八道重重障碍，这种概率本身就很小，虽然只要时间足够长，总还有一定的可能，但那时候的人早已留下了后代。甚至可以说，为了增加第九道对抗癌细胞的防御措施来让一个老之将至的生命体生存下去，可能不符合生物演化的规律。

由于癌细胞是由原本正常的细胞产生了变异而来，因此，癌细胞与正常细胞之间几乎没有什么区别。这也是癌症难以根除的原因，因为很难有一种药物，在进入生物体内后可以杀死癌细胞而不危及正常细胞。

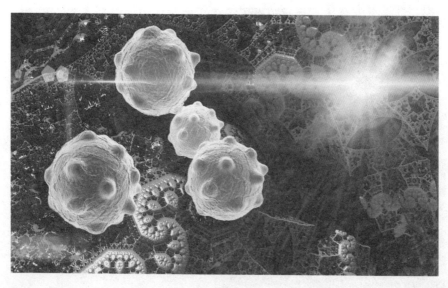

这就好比让一个人将两只手同时放入热水中，只让左手感觉到烫而右手感觉不到烫，这是不可能的。

因此，我们要对癌症有一个认识，它并不是外来病毒或者细菌的入侵，而是生物体内自我发生的一场叛变。尽管人体内的免疫系统很强大，但也会因疏忽放过一些癌细胞，这些被放跑的癌细胞能够唤醒自身的繁殖功能，从而迅速增殖并形成肿瘤。即使通过手术切除肿瘤，仍然存在癌细胞向体内其他地方转移的可能性。

因此，就目前来讲，提升免疫力，是预防癌症最重要的一个手段。

1.5 哪些因素会影响到免疫力

因个体差异，每个人的免疫力水平都不一样，免疫力的高低主要受五个因素影响。

第一个因素是遗传。

人体的免疫力首先跟基因有一定的关系，基因从先天上决定了每个个体的免疫系统状况。

比如，在 1971 年，一个男孩在美国出生，父母为其取名大卫。

大卫和其他小孩不太一样，他先天

没有免疫力。由于大卫体内的淋巴样干细胞先天性分化异常，他出生后缺乏 T 细胞和 B 细胞，因此使体液免疫和细胞免疫均发生了缺陷。这是一种罕见的多基因遗传疾病，我们叫它"重症联合免疫缺陷病（SCID）"。

如果是在过去，像大卫这样的婴儿不可能存活下来，因为他天生没有免疫力，无法建立保护身体健康的三道屏障。任何对其他人来说无害的外来入侵病原体，都可能会轻而易举地进入他的身体，使其丧命。

所以，在大卫出生 20 秒后，他就被医生放入了一个与外界隔绝的无菌的透明泡泡里。此后，他的成长、吃喝以及学习都要在泡泡内进行，因为外面的世界对他来说太危险了。

大卫就这样在泡泡里度过了十几年，他经常把手贴在泡泡上，在脑海中感受外面的世界。妈妈会隔着泡泡触摸大卫的手。大卫的人生是灰暗的，他哪里也去不了，哪里也摸不得（除了泡泡里的世界）。他感受不到妈妈的温度，经常隔着泡泡亲吻妈妈的脸。这样的场景，让医院里的医生和护士都为之动容。

人们叫大卫"泡泡男孩"，随着大卫的长大，这样下去也不是长久之计。在大卫 12 岁的时候，父母和医生决定为他进行骨髓移植，将姐姐的骨髓移植给他，以启动和修复他的免疫系统。

不幸的是，手术最终失败了，大卫依然是一个没有免疫力的孩子。

更不幸的是，姐姐骨髓中的某种病毒也进入了大卫的体内。一般来说，这种病毒对正常的人来说并不构成威胁，但对于零免疫力的大卫来说，却是致命的。最终，大卫离开了这个世界。

第二个因素是年龄。

免疫力随着年龄的增长而减弱，免疫系统的反应速度随着年龄的增长而减慢，出错概率也会不断提高，这是自然规律，就像所有生物都会生老病死一样。

年龄增长对免疫系统，特别是对胸腺的影响非常明显。一般来说，新生婴儿的胸腺重量为 10 ～ 15g，在出生后两年迅速生长变大，到青少年时期达到高峰，可达 30 ～ 40g。然而，青春期之后，一旦性成熟，人体内的胸腺便逐渐萎缩，每年以约 3% 的速度递减。中年以后，这个递减速度就会降低到 1%。

虽然胸腺随着年龄增长而退化的机制尚未明了，但科学家猜测应该是和神经内分泌有关。因此，随着年龄的增长，我们的免疫力必然会随之降低。因为胸腺萎缩会使得周围免疫器官的 T 细胞数量减少，从而使细胞免疫功能下降。随着免疫功能的下降，人体对各种感染的免疫力也会下降，容易发生肿瘤及自身免疫性疾病。

对于我们来说，遗传和年龄的因素都是不可控的，我们只能顺其自然，但后面说的三种因素则是我们可以控制的。

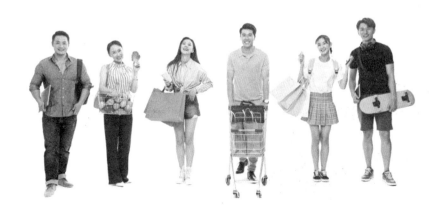

第三个因素是饮食。

食物中的营养可以看作是我们免疫系统的后勤保障。只有后勤得到了充分保障，我们的免疫系统才会越战越勇，更轻松地击败入侵的敌人。

如今，已经证实有许多因素会导致我们生病，比如细菌、病毒、吸烟、酗酒、污染物质、紫外线、精神压力、不良饮食以及人体自身产生的变异细胞等。我们的免疫系统要与这些敌人进行无休止的战斗，而它们的动力与持久力主要来源于我们吃进去的食物，这点已经经过了科学家的证实。

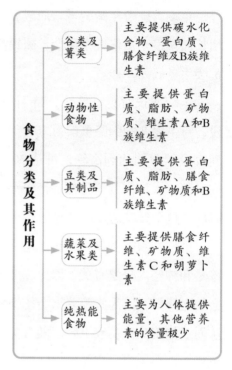

食物分类及其作用		
	谷类及薯类	主要提供碳水化合物、蛋白质、膳食纤维及B族维生素
	动物性食物	主要提供蛋白质、脂肪、矿物质、维生素A和B族维生素
	豆类及其制品	主要提供蛋白质、脂肪、膳食纤维、矿物质和B族维生素
	蔬菜及水果类	主要提供膳食纤维、矿物质、维生素C和胡萝卜素
	纯热能食物	主要为人体提供能量，其他营养素的含量极少

食物中有多种营养素能刺激免疫系统，提升免疫力，比如蛋白质、维生素 A、B 族维生素、维生素 C、维生素 E、β - 胡萝卜素、铁、锌、铜、硒等。

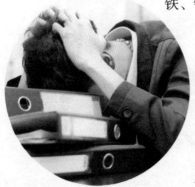

如果我们的体内缺乏以上营养，我们身体的免疫功能就会受到影响。因此，我们一定要重视饮食的摄入。

第四个因素是精神心理压力。

众所周知，压力对健康有重大影响，

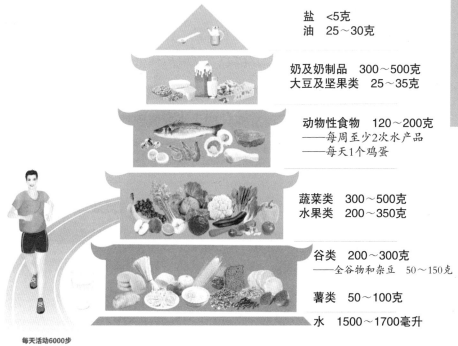

盐　<5克
油　25～30克

奶及奶制品　300～500克
大豆及坚果类　25～35克

动物性食物　120～200克
——每周至少2次水产品
——每天1个鸡蛋

蔬菜类　300～500克
水果类　200～350克

谷类　200～300克
——全谷物和杂豆　50～150克

薯类　50～100克

水　1500～1700毫升

每天活动6000步

中国居民平衡膳食宝塔

是因为它对免疫力、内分泌系统等有着重大影响。压力会使我们精神紧张、焦虑、忧郁，从而导致自然杀伤细胞的数量减少以及淋巴细胞活跃度的降低。因此，我们需要用减压和管理压力的方法来增强免疫力。

好的心态的确能提升我们的免疫力，更有助于我们的健康。

第五个因素是睡眠。

免疫系统是按照正常的昼夜规律运作的，如果没有充足的睡眠，其吞噬能力会减弱，细胞分裂会减少，自然杀伤细胞和淋巴细胞的数量及活动会受到抑制。

在新型冠状病毒疫情期间，我们对免疫系统是怎么工作的有了更多了解。其中一个重要的研究成果就是，接种疫苗后，对后续免疫效果影响最大的生活习惯其实是睡觉。从流感病毒疫苗研究的结果可以看出，觉睡得好，疫苗效果才好。

测试是比较严格的，参加测试的人需要佩戴智能手表以监测睡眠状况，然后在他们鼻腔里滴入特定浓度的普通感冒病毒。这种病毒会引发普通感冒。

随后，在接下来的时间里频繁地采集这些人的血液，测试里面的中和抗体。同时，采集他们的鼻涕，测试里面的病毒浓度。

采集的结果是这样的：在往鼻子里喷了病毒一周后，那些平均每天只睡 5 小时的人，患感冒的概率是 50%；那些每天睡 7 小时的人，患感冒的概率是 18%。

这样的测试还有很多，有的针对流感疫苗，有的针对乙肝和甲肝

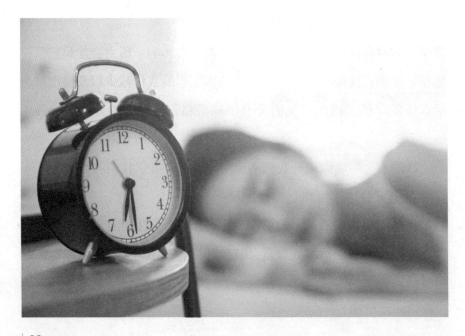

疫苗。虽然这种测试并不是让这些人真的感染病毒，而是测试他们体内的中和抗体浓度。但这个浓度很大程度上反映了人体对病毒的抵御能力。

研究发现，接种疫苗前 2 天睡眠时间少的人，在接种后的 1 个月或 4 个月，抗体水平都很低。在接种后 10 天里，那些每天睡眠时间不足 4 小时的人，特异性抗体（对单一病毒有消灭作用的抗体）的浓度只有睡眠正常的人的一半。

免疫系统消灭病毒和细菌时不一定会引起我们的关注，但实际上，免疫系统在我们体内时刻都在值班，尤其是监测和防止体内出现异常分裂的细胞。

长期缺觉引发癌症的机制有很多种，其中一种是通过交感神经系统发挥作用的。交感神经的兴奋就像拉警报，让身体在一秒钟之内就做好准备，应对将要到来的威胁和压力。这时候，人体内的血压和血糖会升高，应对受伤状况的免疫反应也做好了准备。比如，时刻准备好分泌更多的生长因子来帮助受伤的血管恢复，或者准备好更多的细胞分裂的化学信号条件。

举个形象的例子，当我们被一头怪物追赶时，正因为血压比较高，所以供氧充足，于是我们能够以更快的速度逃离，从而保住了性命。假如不幸被怪物咬伤，由于我们的免疫系统为受伤做好了准备，伤口处的细菌和病毒被快速清除，感染程度较低，受伤部位的血管恢复很快，受伤部位的细胞再次分裂也会加快，这使得伤势恢复也更好。

但如今，已经没有人真的会被怪物追着跑了，有的人只是因为长期加班或熬夜而睡眠不足，交感神经总是活跃着，于是身体总是处于拉响警报的状态。这样一来，原本还不是很致命的突变癌细胞，就会把人受伤时才会大量出现的炎症因子吸引到自己附近，在周围增生出更多血管，让癌细胞得到更好的营养条件，继续疯狂分裂。

于是，长期缺觉的人癌症发病率更高，且患癌症后，肿瘤的体积更大且扩散速度更快。尽管睡眠不足本身算不上是导致癌症的直接原因，但它对癌症的发展起到了一定的促进作用。长期缺觉，让我们容易被激怒，变得冲动，也让我们的免疫系统变得错乱。

因此，保证充足且有效的睡眠，对我们身体内的免疫系统大有帮助。

根据以上情况，我们就可以有的放矢地来改善我们的免疫力。总的来说，吃好、睡好、休息好，外加一个好心态，对我们免疫力的提高大有裨益。

1.6 免疫与过敏有什么关系

有的时候，我们的免疫系统也会处于"过激"状态，把原本无关紧要的异物当成了危害性极大的敌人。这就好比一个人走在路上丢了一毛钱，他慌张地报了警，并发动亲朋好友满世界地寻找，看上去就像是丢了一大笔钱。这种"小题大做"，就会带来很多过敏性反应，比如过敏性鼻炎、荨麻疹、湿疹、哮喘等病。

现在在大城市，过敏性鼻炎中最常见的就是花粉过敏。花粉过敏，最常见的症状就是不断打喷嚏，有时可以连续打几十个。只要开

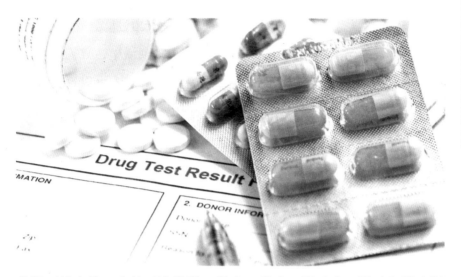

花期不结束就一直处于流鼻涕、鼻塞、鼻痒、眼睛痒、眼睛红肿流泪的状态，非常痛苦。

当我们把花粉吸入鼻腔后，免疫系统就会识别出它们，而后进入战备状态，对它们进行强力打击。打喷嚏和流鼻涕，便是我们的免疫系统在将这些"异物"排出体外。但实际上，这些花粉并不会对我们的健康造成影响。

在2022年新版《中国变应性鼻炎诊断和诊疗指南》中，从2005年到2011年仅仅6年间，我国成年人过敏性鼻炎患病率就从11.1%上升到17.6%。虽然最近10年的数据尚未公布，但趋势应该是不断增长的。

通过调查发现，在花粉过敏的高发人群中，基本集中于免疫力高的20～50岁人群。相反，未成年人和老人这些免疫力较低的人群，相对不容易出现花粉过敏的情况。

我们可以发现，过敏反应的实质是免疫反应，也就是一种防御反应，它实际上是一种病理性免疫增强，是相对的过强，是免疫失衡所

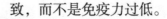

致，而不是免疫力过低。

在生活中，我们也可以看到，有的人可以毫无顾虑地吃东西、养宠物、游玩、化妆等，不必担心有任何不适，而有的人在生活中却总有许多禁忌，比如不能吃海鲜、不能接近动物等。那为什么有些人容易过敏，而有些人不容易过敏呢？为什么有些人的过敏反应只发生在某个阶段，而有的人却与过敏相伴终生呢？

其实，这就涉及过敏和过敏体质的问题。一般来讲，导致过敏的因素主要有两个：外在因素和内在因素。外在因素是由过敏原以及精神压力、疲劳等导致的免疫力失衡；内在因素是由基因决定的，是先天性的过敏体质。

过敏体质与遗传有很大的关系，但即使遗传了过敏性基因，也可能不会发病，只有当后天的一些诱发因素使我们的免疫力失衡，这部分基因出现异常时才会发病。过敏反应是可以预防和改善的，关键是不要让我们的免疫力失衡。

因此，要保证我们的免疫力处于健康稳定的状态，不要过低也不要过高。这就像中医中所说的"阴阳平衡"，过于阴和过于阳都不好，重要的是它们要处于一种稳定和平衡的状态。我们的古人很早就明白了这个道理，正所谓"一阴一阳之谓道"，智慧就蕴藏在其中。

1.7　免疫力会分不清敌军和友军吗

我们都知道，若是免疫力过低，我们就会容易生病，容易遭到外来病原体的入侵。但若是免疫力过高，其实也不是一件好事。所谓"物极必反"，说的正是这个道理。

因为免疫力过高，也会带来一些问题。

我们的免疫系统有时会出现混乱，在识别自己人与敌人时，错把自己人当敌人，对我们自身的细胞进行攻击，这就会带来很多疑难杂症，比如自身免疫性疾病。

据统计，人类自身免疫病有 100 多种，但是发病机制都很相似，都是人体免疫系统不断地攻击自身的细胞，比如类风湿关节炎、系统

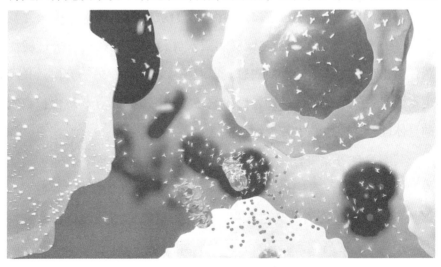

性红斑狼疮、慢性淋巴细胞性甲状腺炎、1 型糖尿病、自身免疫性肝炎、溶血性贫血等。

以系统性红斑狼疮为例，眼睛、皮肤、造血系统、肺部、肾脏，几乎人体的每一个器官，每时每刻都在遭受着自身免疫的攻击。这种疾病之所以成为疑难杂症，就是因为如果真的是敌人作乱，我们可以直接消灭它们，但若是自身免疫出现了问题，医生对此也束手无策。如果过度抑制免疫系统，就可能对身体产生不良反应，但是如果不采取措施，身体又承受不住。

我们并不完全清楚究竟是什么原因导致了自身免疫性疾病，阳光、空气、食物中都有可能暗藏着触发自身免疫性疾病的危险因素，所以自身免疫性疾病很难对症下药。

免疫系统一旦出现混乱，就会给我们带来很多麻烦。有一个比较残忍的事实，我们必须得明白。我们全身的组织和器官都有可能受到免疫系统的混乱攻击。比如，脱发、肠胃不好、月经量大等症状，都有可能是自身免疫性疾病的表现。

因此，自身免疫性疾病的治疗对我们来说相当棘手，也极为复杂。一方面，我们既要通过糖皮质激素等药物抑制免疫系统过度活跃，阻止它攻击我们的重要内脏，以避免生命危险；另一方面，我们也不能对免疫系统过度抑制，因为它还要保持正常工作，以保护我们的身体健康，防止发生各种致命性感染。

其实，自身免疫性疾病并不罕见，它随时都可能发生。20 ～ 40 岁的青壮年人群、有家族病史的人群、患有其他免疫疾病的人群等，都是自身免疫性疾病的高危人群，这些人更要密切关注自己的免疫力，不是看它的高低，而是看它是否平衡。

总的来说，我们应该尽量让自身免疫功能正常，让它在为我们的身体保驾护航的同时，尽量不要产生"应激反应"。我们也要避免应用外源性食物和药物盲目"增强"免疫系统功能。

1.8 免疫力如果崩溃了会怎么样

我们都知道，免疫系统是保证我们身体健康的大功臣。

免疫系统非常强大，有的时候甚至强大到不分敌我，进行无差别攻击。就我们目前所知，还没有多少敌人可以对我们的免疫系统造成实质性伤害。但有一种病毒，它可以对我们的免疫系统造成永久性伤害，它就是让人闻之色变的"HIV"。

要想了解 HIV 是如何损伤我们身体健康的，首先得来看看病毒是如何入侵我们身体的。

在地球上，病毒是所有生命最危险的入侵者，它们常常导致宿主生病。在人类世界中，存在着许多与病毒直接相关的疾病，从普通感冒、流感，到乙肝、艾滋病，都和病毒直接相关。

病毒主要攻击的就是它对应的宿主细胞。我们体内每天都会进入大量病毒，它们很多时候都能在我们体内相对安稳地存在，并受到免疫系统的监控。一旦出现异常情况，免疫系统就会及时识别并消灭这些病毒。

在进入宿主细胞之前，病毒完全就是一个毫无生命特征的东西。病毒主要由蛋白质外壳和包含遗传物质的 DNA 或 RNA 构成，这些物质本身并不会给我们带来疾病。我们每天吃进去的食物中，就有大量的蛋白质、DNA和RNA等遗传物质。

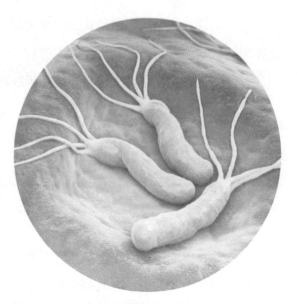

因此，就算病毒进入了我们的体内，只要它不进入对应的宿主细胞，一般也不会产生什么影响。

那么，病毒是如何进入宿主细胞中的呢？

几乎所有地球生命都能被一种或者多种病毒入侵，从细菌到真菌，从植物到动物都不例外。但是对于绝大多数病毒来说，它们只会入侵特定物种的特定细胞，这就是生物学上所谓的"宿主选择性"。

比如说乙肝病毒，只会识别和入侵人体的肝脏细胞；HIV，只会识别人体某种特殊的免疫细胞。

有意思的是，在病毒识别出它的宿主细胞和入侵的过程中，它甚至什么都不需要做。

病毒都有一个蛋白质外壳，有时上面还会有一层薄薄的膜。在蛋白质外壳或者薄膜上面，会有一些特殊的蛋白质分子突起。这些突起的作用，就是帮助处在完全静默状态的病毒寻找合适的宿主细胞。

比如HIV，HIV颗粒也是由外层的薄膜、中间的蛋白质外壳和内部的遗传物质组成的。在它的外层薄膜上，我们通过显微镜可以看到，上面很规则地分布着一些像图钉一样的蛋白质分子。图钉的大头叫 GP120，尖头叫 GP41，这种图钉可以和人体内某种免疫细胞上的一个叫 CD4 的蛋白质紧紧结合在一起，就像互相靠近的两块磁铁一样。这个互相靠近的过程让 HIV 靠近了自己的宿主细胞。而这个宿主细胞，正是我们的免疫细胞。

在免疫细胞表面另一个蛋白质分子 CCR5 的帮助下，HIV 和免疫细胞会被拉得更近。这个时候，图钉的尖头 GP41 就会刺破免疫细胞的细胞膜，让 HIV 的膜和免疫细胞的膜融合在一起，就像两个粘在一起的肥皂泡变成了一个更大的肥皂泡一样。这样一来，病毒颗粒里的蛋白质和遗传物质就能够直接进入细胞内部，开始它们的活动了。

总的来说，病毒并不是通过自己进入宿主细胞，而是利用宿主细胞的特性，让宿主细胞主动将自己吸附进去。

病毒进入宿主细胞后，其实也未必会带来疾病。

对于任何病毒来说，进入宿主细胞都只是第一步，它们唯一的使命就是利用宿主细胞的能量和资源进行自我复制、繁衍后代。

事实上，病毒依赖宿主细胞提供的能量和生化机制来完成自身的复制过程。在很多时候，病毒能够与它们的宿主细胞和平共处，不会对人体造成伤害。宿主细胞在这种情况下充当了一种能量供应者，为病毒提供所需的能量。

但是，如果某些特殊的病毒在人体细胞内过分活跃，或者人体的免疫系统无法压制那些本来无害的病毒，人就可能会生病。

一般来讲，病毒会通过三种方式让人体生病。

第一种是病毒直接对宿主细胞造成伤害。比如引发病毒性肺炎的腺病毒，在人体内完成自我复制后，就会脱离原先的宿主细胞，继续寻找下一个。在离开宿主细胞之前，腺病毒会直接将其杀死。如果短时期内这种病毒自我复制得足够快，数量足够多，我们就会生病。

第二种是免疫系统防御过度而导致的疾病。比如我们所熟知的人免疫缺陷病毒（HIV）。HIV并不会直接杀死宿主细胞，但它所对应的宿主细胞是一种特殊的免疫细胞。人体的免疫细胞有一套内部的监管系统，能够随时监控自己是否被外来者入侵了。一旦发现自己被入侵了，就会立即启动自杀程序。这本身就是免疫系统的一项重要保护措施，以"自我牺牲"为代价，保障了我们身体整体的健康与安全。但是若HIV进入了我们的体内，这些防御措施就会立即启动，甚至就连还没被感染的免疫细胞也会被杀死。

请试着想象一下，我们的身体有如一个王国，免疫系统是这个王国中的预警系统，免疫细胞是巡逻和安保的士兵。有一天，HIV入侵了，一些少数免疫细胞被攻破，病毒进入了它们的内部。免疫系统拉响了警报，启动了自杀程序，很多没有被攻破的免疫细胞也跟着死

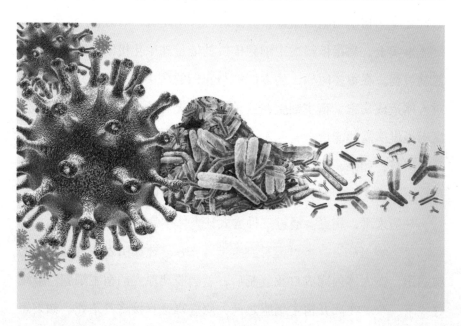

了。这个王国内的士兵大面积减少，王国国防孱弱，这个时候，如果外界再来一批入侵者，整个王国就可能会被攻破。

当我们被 HIV 感染后，我们的免疫系统就彻底瘫痪，把人体暴露在形形色色的危险病原体之下。如果艾滋病病人得不到有效的治疗，往往会很快死于各种稀奇古怪的病原体感染。HIV 并不会直接杀死我们，而是摧毁我们的免疫系统，让我们被其他致命病原体杀死。

第三种是和人体免疫系统的机制有关。我们体内的免疫系统有一个重要的职能，就是识别和清除我们体内的病毒。因此，当我们体内的细胞被病毒入侵的时候，免疫系统就会被激活，专门在体内寻找病毒的踪迹，并将它们消灭。一般来说，病毒都会找到它们的宿主细胞，并寄居其内。如果我们体内被病毒寄居的细胞较少，那么这些宿主细胞是安全的，不会受到免疫系统的攻击。如果我们体内有很多细胞已经被病毒寄居，那么这些细胞就会成为免疫系统攻击的对象。

比如说在乙肝病毒慢性感染之后，人体的大部分肝脏细胞内部都会长期存在乙肝病毒的踪迹。这样一来，人体免疫系统就会持续和全面地攻击肝脏，最终导致肝炎、肝硬化和肝癌的发生。

实际上，感染 SARS 冠状病毒和新型冠状病毒，也是同一道理——人体免疫系统剧烈地攻击那些携带病毒的人体细胞，会在短时间内破坏肺部和其他人体器官的正常功能，导致人发病，甚至是死亡。

冷知识：有感染了 HIV 却不发病的人吗

一般而言，只要感染了 HIV，基本都会发病，但也有一些人，就算他们感染了 HIV，也不会发病，只不过这样的人很少，300 个感染者当中只有 1 个。

在艾滋病患者中，有一个特别的幸运儿，他在治疗艾滋病的过程中还查出了白血病，但后来两种病全都治好了。

这个幸运儿叫提摩西·布朗，来自美国。

得知自己患艾滋病的消息后，布朗犹豫再三，最终还是将自己的实际情况告诉了家人和朋友。

布朗积极接受治疗，当时比较常用的治疗方法是鸡尾酒疗法。当然，并不是真的用鸡尾酒治疗，由于鸡尾酒在调配过程中需要把几种不同的酒混合在一起，而这种治疗的方法与调鸡尾酒相类似，所以叫鸡尾酒疗法。

鸡尾酒疗法用的是好几种抗反转录病毒的药，有的用于阻碍 DNA 的复制，有的用于阻碍 RNA 的转录，有的用于降低对应蛋白酶的活性。

简单来讲，就是让 HIV 复制环节中的蛋白质工人停工，工人不干活，HIV 复制就慢很多。

但这种办法对人体也有一定的不良反应，因为这些药并不只是针对 HIV，也会作用在人体正常的细胞上。所以人体细胞的更新换代和修复也会变慢。但即便是这样，也比将艾滋病病人放任不管要好得多。

在药物环境和免疫环境的双重压力下，HIV会产生变异，这种环境压力的演化跟细菌产生耐药性是差不多的。比如在一次大规模的杀伤性攻击下，会有十亿分之一的病毒因为结构上的优势而侥幸存活下来，那之后的一段时间里，这个活下来的HIV就成了新的主力军，上一次使用的药跟免疫系统的记忆对它就都没用了。

为了应对这种困境，医生会同时使用3～4种抗病毒的药物，虽然病毒针对其中任何一种药物都有十亿分之一的存活率，但假如4种药一起使用，那它几乎就逃不过去了。

但还是有一些一直潜藏于细胞内部的病毒，它们随时等待时机，这是无法避免的。所以就算是使用了鸡尾酒疗法，病人体内也会一直携带极少量的病毒。

布朗一边积极配合治疗，一边定期去医院检查身体，希望HIV不要在他体内泛滥成灾。

没想到，11年后，也就是2006年，在一次体检中，布朗又被确诊为白血病，这无疑是雪上加霜，他所患的这种白血病是存活率很低的分型。

一般治疗白血病的办法就是进行骨髓移植，在CAR-T疗法出现之前，成年人的白血病治愈率是很低的。

不过，布朗还是积极寻求治疗。治疗要冒很大的风险，首先就是停止鸡尾酒疗法，然后再做几个月的化疗，结果白细胞的数量根本就没有控制住，后来又调整了治疗方案，进行骨髓移植，即便移植，复发率也有 50%，但是他还是做了。

骨髓是一个重要的免疫器官，人体血液中的很多细胞，比如像红细胞、粒细胞、单核细胞、巨噬细胞、血小板、淋巴 T 细胞跟淋巴 B 细胞，它们的前期发育都是在骨髓里完成的，然后才进入血液，骨髓移植就是要把这里的细胞全都换掉。

因为骨髓是重要的免疫器官，所以将里面的东西清除掉时，人的免疫力几乎为零。

除此之外，如何找到适配的骨髓也是一大难题。布朗的主治医生想到，既然治疗白血病是骨髓的重建。这样一来，就相当于重建人体的整个免疫系统。而布朗身体里携带的 HIV，在本质上就是导致了免疫系统缺陷，使免疫细胞出现了问题，如果进行骨髓移植，那么 HIV 的宿主细胞是不是也有机会被换掉呢？

在研究艾滋病的这些年中，主治医生也听说过几种类型的患者是不会发病的，他们是基因变异类型的病人，如果用这些人的骨髓给他移植，是不是说白血病和艾滋病就能一起被治好呢？

德尔塔 32 是一种先天具有抵御 HIV 能力的突变基因，它能够阻碍 HIV 对人体健康细胞的侵袭。简单来讲，拥有这种突变基因的人，体内辅助 T 细胞的细胞膜上与 HIV 结合的那个位置总是结合不牢，这就导致了 HIV 很难进入宿主细胞。

后来，主治医生找到了合适的配型，为布朗做了骨髓移植手术。术后，经过长期的观察，布朗的病情没有恶化。与主治医生商量后，布朗又做了第二次骨髓移植手术，他的白血病和艾滋病竟然同时被治好了。

无疑，布朗是一个非常幸运的人，他的事例放在整个人类医学史上都是一个奇迹。

但对于我们这些普通人来说，就没那么幸运了。因此，保护好自己的健康，维持体内免疫系统的正常运转就变得尤为重要。

艾滋病传染的途径一般有三种：血液传播、性接触传播和母婴传播。在这几方面多加注意，可以帮助我们很好地避免艾滋病的困扰。

1.9 免疫力出现问题的几大信号

我们的身体有时会出现一些症状，这些症状就像是在向我们传递信息。一般来讲，当我们的身体出现以下几种情况时，我们就要多加注意了，因为这表示我们的免疫力开始降低。如果不及时做些措施，我们可能就会生病或者感染。

比如，在一般情况下，如果我们在一年中感冒不超过 3 次，那么我们的免疫力是属于正常的；如果感冒超过 4 次，就属于免疫力偏低了。同时，下列情况的出现都与免疫力低下有关，比如反复感冒、肺炎、肝炎、支气管炎、霍乱、皮肤病、非典型病原体肺炎、癌症等。相信没有任何人愿意等到自己出现这些疾病的时候才知道自己的免疫力低下，所以，我们需要格外关注免疫力低下的早期信号。

出现以下信号，要当心了，免疫力可能低下了

感冒不断 ➕ 经常疲劳 ➕ 伤口易感染

➕ 肠胃娇气 ➕ 易受传染病攻击

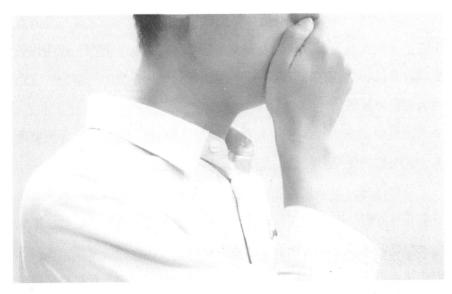

感冒不断。如果你经常感冒，天气稍微变冷、变凉，来不及加衣服你就打喷嚏，随后就发热、感冒，而且要很长一段时间才好，这就说明你的免疫力有所下降。

经常疲劳。若工作经常提不起劲儿，稍微做一点事就感到疲惫，去医院检查也没有发现什么器质性病变，只要休息一段时间，精力就能得以恢复，好的状态维持不了几天，疲劳感又会出现，以前一口气爬五楼毫不费劲，现在爬个楼就会感觉身体疲乏，一般人都会将这种情况称为"身子虚"，但很大可能是和免疫力有关，这时就要关注一下免疫力了。

伤口易感染。我们人体有自愈功能，因为免疫系统的存在，如果身体哪个部位不小心被划伤，几天之内，伤口处就会红肿，甚至流脓，然后恢复。正常人几天就可以恢复，而免疫力低的人却要拖很久。或者某个部位，比如臀部长了一个又疼又痒的小疖子，过几天其他部位又长了，也说明免疫力较低。

肠胃娇气。如果你的肠胃像个没有长大的婴儿，经常是在外面餐馆吃了一盘普通的菜，其他人安然无恙，而你却上吐下泻，说明你肠胃的自身保护功能存在问题。而肠道是我们免疫系统的一部分，这就说明免疫力较低。

易受传染病攻击。如果你的同事得了感冒，没几天就会传染给你，证明你的免疫力较低，需要注意。

总而言之，如果有经常感到疲劳、感冒不断、伤口容易感染、伤口愈合速度慢、肠胃娇气、易受传染病攻击等一个或几个症状，那么你就要好好重视免疫功能了。这些信号都还是比较轻的表现，这时我们应该去医院检查白细胞数值。你会发现，当你感觉不舒服时，白细胞的数值也较低，这是很有参考价值的。

第 2 章

提升免疫力：应对危机

2.1 人生不同阶段，需要应对不一样的"免疫危机"

一般而言，人体的免疫力在 25 岁左右达到顶峰，随后便逐渐递减。在不同年龄段，我们的免疫力有着较为明显的区别，我们应该在不同时期分别对待。

从母体娩出后，大部分婴儿都从妈妈那里获得了天生的免疫力。因此在半岁之前，我们不必太过担心孩子的免疫力问题。1 ～ 2 岁宝宝逐渐脱离了母亲的免疫力，逐步强化自己的免疫系统，但一开始构建的速度特别缓慢。

在宝宝 3 岁的时候，宝宝所获得的抵抗细菌、病毒的免疫力已经达到成人的90%。

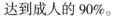

因此，6 个月～ 3 岁期间，是宝宝免疫力最脆弱的时候，这就需要家长增强防范意识，通过外在的手段提高他们的免疫力。

第一，最好选择母乳喂养，如果因各种原因不能进行母乳喂养或

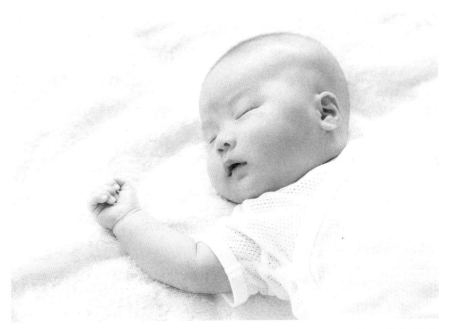

者是母乳不足选择混合喂养，选择配方奶时要注意宝宝的月龄和营养需求。

第二，要有良好的生活环境，但过于干净、整洁的环境未必就是好的。过去的环境很不卫生，婴儿很容易因寄生虫、细菌或病毒引起感染性疾病。但现在环境又似乎过于干净，婴儿的免疫系统在发育的过程中没有充分地接触到多样的外界抗原，所以等婴儿长大后，免疫系统很容易对外界的各种抗原产生过度反应，导致过敏性疾病。

4岁之后的孩子，其免疫力与成年人已经基本相差不大了。到了8岁的时候，他们的免疫系统更加完善，已经非常健全，但这并不意味着我们就可以减少对他们的关心。

第一，对于孩子来讲，他们的消化系统还比较薄弱，因此一定要谨慎选择食物，不要摄入过多的高蛋白、高脂肪类食物，这类食物易加重他们的肠胃负担。现在的生活水平提高了，很多家长会极力满足孩子的物质需求，这可能会对他们的健康造成不良影响。家长要让孩子多吃一点蔬菜和水果，也不要让他们吃得太饱。

第二，就是生活作息要有规律，要让孩子每天拥有充足的睡眠和休息。一般在个体发育到性成熟这段时间，人体的免疫力水平会达到顶峰。这个年龄段的人，一旦碰上骨折或划伤，伤口愈合得会特别快，主要就是因为免疫力较高。

30岁之后，我们就要注意逐渐递减的免疫力了。对于这个年龄段的人来说，工作压力很容易加剧免疫力的衰退，因此，除了保持一日三餐的健康，晚上吃得清淡点之外，还要保持良好的心态，适度调节压力也是必不可少的。

老年之后，我们的免疫力已经衰退许多了。这个时候，就需要我们特别关注对免疫力的保护。老年人一定要注意保暖，根据天气情况选择合适的衣物，在力所能及的范围内进行适量的运动，尽量少去人多的地方，以免被流感病毒感染。有糖尿病等基础病、长期卧床、体质差的人，可以考虑注射流感、肺炎等疫苗。

总之，在不同的年龄阶段，虽然我们的免疫力会有所差异，但只要在运动、心态、饮食与睡眠几个方面多加注意，出现问题的概率并不大。

2.2 接种疫苗有什么用

我们人体的免疫力根据获取方式不同，可以分为先天性免疫力和适应性免疫力。

在第一章讲过，先天性免疫是由基因决定的，是先天的，而适应性免疫则是后天获得的。我们获得适应性免疫的一个有效方法就是接种疫苗。

简单来讲，疫苗是把细菌、病毒等病原体以及它们的代谢产物，经过人工减毒、灭活或转基因等方法制成的一种制剂。它的作用是训练身体的免疫能力。就像是让我们身体内的免疫大军进行一场军事演习。

从传染病的角度出发，接种疫苗能够有效降低与某类传染病患者接触过程中被传染疾病的概率。

举个例子，某类传染病患者接触的人群中，有相当一部分甚至全部都已经接种了疫苗，受到了疫苗的保护，那么病毒传播的能力将会大大减弱。因此，接种疫苗不仅是为了保护自己，更是有效遏制病毒传播的一种手段。

虽然有些病毒的入侵能力很强，但人体的免疫系统也非常强大。在大多数时候，对于绝大多数病毒，人体免疫系统都能在病毒刚刚进

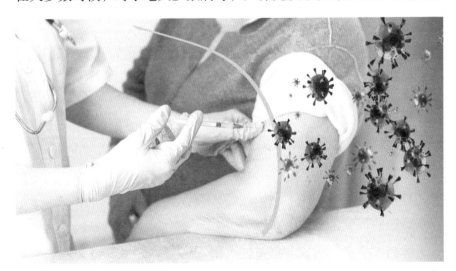

入人体的时候识别和消灭它们。即便有少数病毒真的入侵了人体细胞，人体也能通过各种方式清除，甚至干脆将这一部分细胞杀死，用"壮士断腕"的方式保护自己。

乙肝病毒就是如此，大多数成年人感染乙肝病毒都能自行恢复，因此乙肝病毒真正威胁的是免疫系统还未发育完善的婴幼儿，以及那些免疫力低下的成年人。当他们被乙肝病毒入侵时，由于免疫系统较弱，短时间内根本无法消灭来犯的敌军。时间一长，就很容易发展成慢性肝炎。

流感和新型冠状病毒感染这些呼吸道传染病也有类似的特性，即便不采取任何措施，大部分免疫系统正常的人也能自行好转。

因此，对这些免疫力较低的人来说，面对未来可能遇见的风险，提前进行一次演习就显得非常重要。

在早期，人们用来"训练"体内免疫系统的是真病毒，但这毕竟会有风险，如果操作不当，可能会导致人们在这个过程中被病毒感染。

因此，现在我们使用的疫苗，都是人工制造的"假病毒"。它们与"真病毒"非常相似，但是它们是经过处理的，不具备攻击性和伤害性。疫苗在研制的过程中会去除病毒中导致疾病的部分，以确保疫苗注入人体后不会引发疾病。疫苗的主要作用是激发人体免疫系统产生抗体和免疫记忆，在真正的病毒入侵时提供免疫保护。

在现代疫苗的研发中，常见的疫苗有两种：一是减毒疫苗，二是灭活疫苗。我们从小到大接种的疫苗，大多数都是这两类。

所谓减毒疫苗，就是那些毒性减弱的病毒。科学家通过培养和筛选的手段，找出一种毒性很弱的病毒株。这些病毒是弱化版的，虽然是活的，进入人体后也会让免疫系统拉响警报，并激活免疫反应，但因为它们的毒性太弱了，能够造成的伤害非常小，很轻松就会被免疫大军消除。而经历这一次演习之后，免疫细胞 B 细胞就记下了这些入侵者的样子和形态，当它们再次到来的时候，就会第一时间被消灭。

因此，使用减毒疫苗，等于是用一次很轻微的病毒感染，换来了对严重传染病的免疫力。

如今孩子们接种的麻腮风疫苗、水痘疫苗等，都是减毒疫苗。曾经大规模推广但现在已经被停用的脊灰糖丸，也是减毒疫苗。

到目前为止，减毒疫苗是最有效的疫苗。

但是，减毒疫苗也存在一定的风险。因为注入人体内的病毒是活的，尽管它们的毒性很小，但依旧保留了复制与变异的能力。一旦这些活病毒突变成了一种毒性较强的病毒，就会给我们带来麻烦，弄不好就是"引狼入室"。

比如现在已经被停用的脊灰糖丸，就有一定概率造成小儿麻痹，尽管这个概率非常低，但也不容小觑。

相比之下，"灭活疫苗"与"减毒疫苗"相反。简单来讲，灭活疫苗就是在病毒已经被杀死和破坏的情况下注入人体。进入人体内的"死"病毒已经失去了复制和变异的能力，因此我们不必担心它们会突变成一种毒性较强的病毒。虽然它们和真正的病毒只是在结构上相似，但是也能唤醒我们人体的免疫记忆，只是效果会大打折扣。

因此，灭活疫苗的风险较小，但效果也会差一点儿。

我们现在广泛使用的脊灰疫苗、流感疫苗、甲肝疫苗，都属于灭活疫苗。

虽然给孩子打疫苗会有一定的不良反应，但比起病毒肆虐的潜在风险来讲，还是很划算的。有一点需要注意，疫苗不会降低人体内的免疫力，不必担心孩子在接种疫苗后免疫力会下降。

有些孩子在接种疫苗后会出现发热等症状，这并不是疫苗本身的问题。因为所谓的疫苗，就是让我们的免疫系统进行一次演习。在接种疫苗后 24 小时之内发热低于 38.5℃，孩子精神状态良好，没有其他情况，一两天后就退热，这是接种疫苗的正常反应。

如果出现高热好几天都不退的情况，那么最好还是带孩子去医院检查一下。

冷知识：你知道最早的人工疫苗来自哪里吗

在早期的中西方历史上，给牛挤奶的事情通常都由妇女来完成。牛也会受到病毒的感染，有的牛会在奶头附近生出小脓包，这就表示牛生病了，但还能产奶。

那时的医学技术不发达，对于疾病的认识极其有限。有些妇女在挤奶的时候，会不小心弄破小脓包。小脓包内流出来的液体中有些病毒，就这样被带进了人体内。

我们再来看看天花。

自从有人类开始，天花就一直伴随着人类。

天花是一种由天花病毒感染所致的急性传染病。在 3500 年前，古印度的一份手抄本中就记录了一种疑似天花的疾病。大概 3100 年前，古埃及的一位法老病死了，他的死因被推断为天花。如果真是这样的话，那么他就是有记载的第一位死于天花的人。在这以后，天花一直在欧洲和亚洲流行。公元 735 年左右，日本发生了一场持续 3 年的天花疫情，当时有 1/3 的日本民众死于这场天花疫情。

天花一旦暴发，就会在全村流行，疫情大规模流行，给古代的人造成了不小的恐慌。但是人们惊讶地发现，那些挤奶的妇女却没有一个得天花的。随着不断观察，人们发现在那些挤奶的妇女中，接触牛奶头的小脓包和她们不生病之间是高度相关的。

于是，人们开始将牛奶头脓包内的液体涂抹在自己的伤口上，结果还真的抵御了天花。

牛奶头上的脓包其实是牛痘，本质上，牛痘与天花是两种疾病，只是恰好这两种疾病很相似，感染牛痘病毒后，就产生了对天花病毒的免疫力。

在宋朝时期，古人就已经学会了如何预防天花，当然，还只是预防，不是治疗。清代医学家朱纯嘏在《痘疹定论》中有记载，话说北宋峨眉山有个道士，他采用一种奇怪的方式，在天花患者身上采一丁点疮痂磨成粉，让正常人从鼻子里吸进去，以后就不会感染天花，就算感染了也能康复，这叫"种痘"，只要种痘成功，存活概率就会很高。

不过，人痘接种是有风险的，接种后，有1%～2%的人会发展成较重的天花，承受它可能造成的后果。但天花太可怕，发病率又高，因此很长一段时期，人们都会冒险为自己和家人接种。当第一种真正的疫苗问世时，其实免疫接种的观念已经有了悠久的历史。

天花病毒是人类目前为止能够彻底消灭的为数不多的病毒之一，1977年，天花病毒被宣布彻底消灭，目前，只有少数的天花病毒存放在一些研究所。天花病毒之所以能够被消灭，是因为它只感染人类，而不感染其他动物。

2.3 卫生假说究竟是对是错

随着人们生活水平的提高，以及健康知识的增长，很多人会认为，让孩子生活在一个干净的环境中是极为重要的。然而，怎样才算干净，很多人却并不知道。

尽管整洁的环境会让侵犯人体的病原体无法滋生，但这并不利于孩子免疫系统的建立。相比上一代，现在的孩子因为病原体感染而发热、腹泻的情况已经明显减少，但湿疹、食物过敏、过敏性鼻炎、哮喘等过敏性疾病则明显增多。

从 20 世纪开始，一个奇怪的现象在发达国家变得越来越普遍。一方面，天花、流行性腮腺炎、麻疹和结核病等危险传染病都得到了有效遏制，有些已近绝迹，而另一方面，其他一些病的发病率却不断上升甚至暴增。整个 20 世纪，多发性硬化、花粉症、克罗恩氏病、1 型糖尿病和哮喘等病症的发病率增加了 3 倍。不仅如此，国家的发达、富裕程度和过敏或自身免疫性疾病的患病率之间，似乎存在某种直接的联系。

鉴于此，科学家提出了一种"卫生假说"。这一假说认为，随着抗生素的广泛应用，环境中的致病病原体明显减少，生活在洁净环境中的人，因病原体感染而患结核病、麻疹、百日咳、猩红热等各种感染性疾病的概率大大降低，人体免疫系统承受病原体挑战和刺激的机会明显减少。与此同时，人体免疫系统不必再尽力抵抗外界病原体，转而将一些原本对人体无害的成分，如食物蛋白、花粉、螨虫、猫狗的皮毛，甚至人体的自身组织作为攻击对象，导致免疫失衡，随之而来的就是各种过敏性疾病及自身免疫性疾病的发生概率大大提升。尤其是对于孩子来说，当身体缺乏必要的免疫刺激和诱导时，就无法实现免疫力的提升和免疫系统的平衡。

这种"卫生假说"乍看之下很有道理，不能说全然不对，但很容易给人带来不良的影响。比较普遍的一个观点认为，人生病是好事，因为病好之后人就会变得更健康。

人们通常的理解是，免疫系统需要经历有害的感染才能变得更加强大，就像一支军队一样，身经百战才会变得无敌。因此，人们的解决办法也很简单，直接将孩子暴露在脏、乱、差的环境中，让他们别太干净，也别勤洗手，或许还会让他吃些变质的食物。诸如此类做法的目的只有一个：就是要让孩子接触各种微生物，甚至要多感染、生病，以此训练免疫系统。

事实上，这样做只会让孩子生更多的病，长远来讲弊大于利。再者，有一点我们需要认识到，人类今天对很多疾病的了解都很有限，我们对周遭的微生物群、自己身上的微生物组以及它们和免疫系统的相互作用，也还有很多不了解的地方。

我们的免疫系统继承于我们的祖先，但是他们和我们生活的环境却大不相同。据科学家估计，在采集狩猎的时代，大约有1/5的人会死于病原体感染。

他们生的病也和我们不一样，首先，寄生动物感染比现在常见得多，各种蠕虫随时都可能进入他们的身体，导致他们死亡。如今，几乎很少有人会被寄生动物感染。在很长一段时间里，我们祖先的免疫系统都要与寄生动物做斗争，相互拉扯，演化成了适应这样环境的一套系统。

现代人患的很多疾病在我们的祖先身上很少见，像麻疹与流感这类传染病，是近代才在人群中流行开来的。

对于采集狩猎时代的人来讲，传染病几乎不可能成为主要的威胁。除了极少数之外，大部分传染病，一个人一生只能得一次。因为对于他们来说，结果要么是病死，要么就是获得终身免疫。在很长的一段历史中，人们生活得都很分散，即便传染病感染了某个部落，再严重也就是让整个部落覆灭，很少会在人群中大范围传播。

随着农耕文明的到来，大量人的聚集导致了更多传染病的传播。现在，我们体内的免疫系统还在与这样的环境相互适应，相互演化。在古代，人们并没有多少关于微生物的知识，也不懂得卫生，因此对于传染病往往束手无策。

300多年前，我们了解了微生物，意识到了卫生的重要性，开始洗手，开始饮用干净的白开水。虽然这么做并不能完全杜绝传染病，但我们不能由此而排除卫生的重要性。

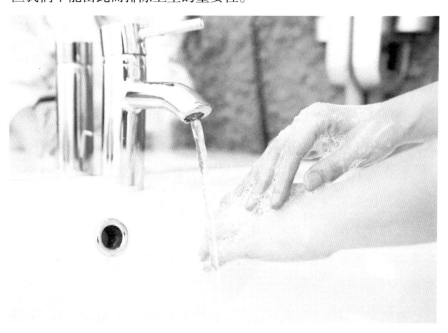

综上，经常生病并不会提升我们的免疫力，挺过麻疹也不会让我们变得更强大，只会让我们难受几个星期。

讲究卫生是非常必要的，但也不要过于关注卫生问题。

至于为什么说卫生假说并不全错呢？又是什么原因导致了近50年来免疫失调发生率的飙升呢？其实，这和我们人体内的微生物有关。

2.4 与我们一起共生的微生物

随着人们对微生态研究的深入，我们发现，在我们的周围环境中生活着各种各样的微生物，在人体内也有着各种各样的微生物。要知道一点，并不是所有的微生物都是对我们人体有害的，尽管它们当中的确有那么一小部分很可恶，但也有不少微生物是有利于我们健康的。

各种微生物会在我们的体内达成一种共生平衡，因此，从某种程度上来说，我们体内微生态的健康，也就几乎等同于我们的健康。

也正因如此，孩子的生活环境需要卫生与整洁，但不可过分追求整洁。比如家具、地板需要定时清扫、擦洗，但不必频繁地使用各种洗涤剂、消毒剂给家里消毒。过度使用这些化学品，只会增加环境污染，破坏微生态，对孩子的免疫系统发育、强大且趋于平衡无益。

有些家长可能会发现，自家孩子在家里的时候好好的，可一旦进入幼儿园上学，就会经常生病，这其实就是典型的自身免疫力低下。

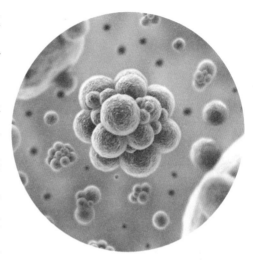

曾经有一位妈妈，过于关注孩子的卫生问题，不许孩子碰这个碰那个，在外面的时候更是如此，严禁孩子触碰泥巴，等等。由于这样的环境过于干净，孩子几乎无法与外界的微生物发生接触，因此孩子的免疫力就低下。孩子进入幼儿园后，三天两头就感冒发热。在第一天，孩子的身上就出现了大量红疙瘩，这是过敏性湿疹。接回家等身体恢复健康后，孩子又去了幼儿园，没几天就全身瘙痒，还长出脓包疮，不得不回家休养。

孩子频繁跑医院，其实也是一件不好的事，因为医院里充斥着大量病原体，孩子很容易发生交叉感染。

另外，家里也不需要每天都消毒。世界卫生组织曾强调，抗菌清洁用品会使微生物耐药性问题更严重。而美国医学会也呼吁大众避免使用含抗菌成分的清洁用品，因为这些产品可能是产生耐药性微生物的因素，人们只要使用一般的肥皂和水就可起到清洁的作用。

4～8岁的孩子，免疫系统在不断发展，到了8岁，孩子的免疫力就和大人相差无几了。因此，我们也不必过于担心孩子的免疫力问题。

人在出生的时候，身体就相当于一台新买的电脑，它有硬件和软件，在理论上可以做任何事，但由于缺乏资料，需要不断学习。人在幼年的时候，会从周围收集信息，从遇到的微生物那里收集资料。

要让孩子出去玩耍，去享受新鲜的空气，让他们沐浴在阳光下，哪怕他们有时在地上打个滚，拿着铲子挖泥土，我们也不要制止。因为，这是他们与世界打交道的方式，也是他们第一次近距离与微生物接触。

这才是有效训练他们免疫系统的方式，如果对孩子过度保护，担心孩子生病而不让孩子到户外，怕孩子着凉总是将孩子包得严严实实的，虽然孩子暂时会少生病，但免疫力却不能得到锻炼和提升，免疫系统无法成熟，以后反而会增加孩子生病的可能性。

当然，有一点需要注意，如果孩子本身就有自身免疫性疾病，就

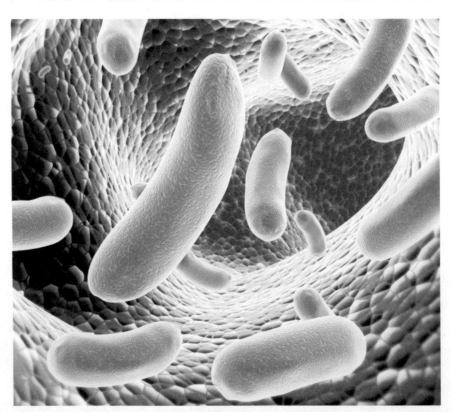

要当心了，不能为了训练他们的免疫系统而将他们暴露在危险的环境中。

我们的免疫系统真的是过于复杂，免疫力太低了不行，太高了也不行。其实最主要的是，我们要让免疫系统达成微妙的平衡，不能过度干预，也不能放任不管。

2.5 微生物与我们的免疫系统有什么关联

你知道在我们体内有多少微生物吗？

微生物的重量最多可以占到人体体重的 4%，一个体重 50 公斤的人，体内的微生物加起来大概有 2 公斤。

相信很多人都会感到奇怪，难道我们人体的免疫系统对这些微生物放任不管吗？为什么不把它们都清除掉呢？还是说，它们之间已经达成了"互不侵犯条约"？

这要回到很久很久以前。

很多科学家猜测，在一开始，生物体内的免疫系统是不存在的。但在漫长的进化过程中，随着生物的不断进化，一些微生物进入了它们的体内，与宿主达成了共生关系。有些微生物可以帮宿主抵挡其他病原体类的微生物，这些可以帮助宿主抵挡"危险"的微生物组合在一起，构成了最初的免疫屏障。

这就是科学家推测的"微生物免疫起源说"。

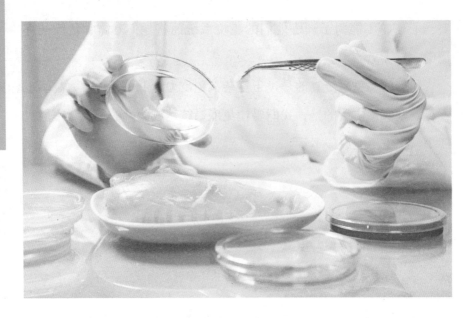

那么问题来了，这个猜测靠不靠谱呢？

如果这个假设是成立的，也就是说，就算是免疫系统崩溃了，不能再正常工作了，那么靠微生物也能抵御一些病原体。

于是，科学家准备用小白鼠做实验。小白鼠和人类的肠道细胞上面都有一层黏液，这层黏液是免疫系统的一部分，可以帮助生物体保护肠道细胞，尽量避免其他微生物进入肠道之后，直接与肠道细胞接触，从而感染肠道细胞。

科学家开始改造小白鼠，将它们的黏液蛋白基因给拿走了，这样一来，小白鼠肠道里就没有了这层黏液，外来的微生物就可以直接和肠道细胞接触。

随后，科学家就在小白鼠体内植入了沙门氏菌，这是一种常见的食源性致病菌，属肠杆菌科，会导致人和其他动物食物中毒。

科学家发现，尽管小白鼠没有了那层黏液，但肠道里还有一种黏膜细菌。这些细菌对小白鼠无害，但会和沙门氏菌抢夺营养，让沙门氏菌的营养不足，从而难以繁殖，也就不会使小白鼠患病。当然，如果沙门氏菌数量足够多，黏膜细菌抢不过来，小白鼠还是会患病。

这种黏膜细菌在人体的肠道内也同样存在，因此，科学家推测，这种黏膜细菌也会用同样的方式帮助我们抵抗外来的微生物。

因此，在生命初始，可能真的是微生物帮我们构建了一套防御机制，也就是一部分的免疫系统。这也是为什么人体内含有大量的微生物，并不是所有微生物都是我们的敌人，有一些是我们的战友。

皮肤与鼻腔黏膜是我们免疫系统的一部分，它们是保护我们的一道屏障。我们原本以为，这道屏障是抵御病原体的最前线。但科学家发现，在这道屏障的外面，还存在大量微生物，这些微生物是最外层免疫系统的帮手。外界微生物要想进来，最先接触的是它们，而非我们的免疫系统。

举个例子，有一种微生物叫马拉色菌，它是一种寄居于人或动物皮肤表面的真菌，主要分布在皮脂丰富的部位，如头皮、面部，约占健康人体皮肤定值真菌总量的 50% ~ 80%。正常情况下，马拉色菌可以与我们的皮肤和谐相处，并不会引起疾病。

在我们的皮肤上，还有一种微生物，叫白念珠菌，它属于一种机会性的致病菌，常存在于人体口腔、上呼吸道、肠道、阴道等处的黏膜上，当机体出现菌群失调，特别是免疫力下降时，可引起假丝酵母菌病。

一般情况下，白念珠菌对我们人体无害，可以刺激皮肤上的免疫细胞分泌出抗菌物质，以抑制马拉色菌的增长。

相对来讲，白念珠菌抑制了马拉色菌的增长。好的微生物占据了有利位置，坏的微生物就很难活下来，这种情况也叫作"定植抗性"。

我们人体整条消化道的上皮细胞，也可以看作是体外的免疫系统。如果皮肤是我们的"外表面"，那么从口腔开始，到食管，到胃，一直到肠道，这一整条消化道都是我们的"内表面"，它和外界也是直接接触的。

定植抗性在我们的肠道中也很常见，比如肠道中的乳酸菌，它可以产生乳酸菌素 A，乳酸菌素 A 可以抑制很多种致病菌的生长。

这些具有定植抗性的微生物，在漫长的进化史中，与我们的身体融为了一体，与我们的免疫系统达成了微妙的平衡，形成了联盟，帮助我们抵御外来的微生物。

甚至可以说，有了这些微生物"朋友"的存在，才有了我们现在负责又精密的免疫系统。

但之前也说过，第一道屏障也不是万能的，外界的微生物会"想

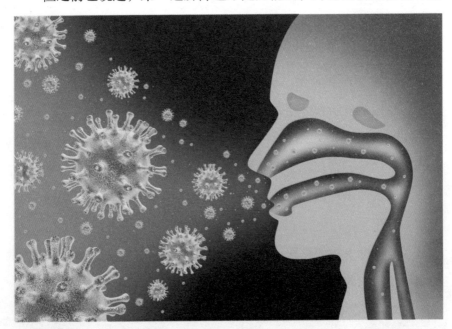

尽办法"突破第一道屏障，钻进我们的体内。但是没有关系，我们还有第二道、第三道屏障。外界微生物怎么也不会想到，在一道屏障的后面，还有各种精密的免疫系统在等着它们。

一旦突破了人体的表层细胞，外界微生物就算是进入体内了。此时，免疫系统就会拉响警报，识别出这些外来微生物。其中，免疫球蛋白A就像在人体内巡查的士兵一样，给外来者打上标签，标签上会非常详细地描述这种微生物的信息。

有了这些标签，病原体就会被识别和标记出来，它们身上就像安装了定位器一样，这样免疫系统就可以按照标签进行定点清除。

但是免疫系统的巡查士兵也不是万能的，有时也会出现纰漏，即病原体没有被识别出来，在我们的体内偷偷找了个地方繁殖。由于没有巡查士兵的标签和定位，免疫系统也无法进行清除工作。

这个时候，与我们共生的微生物就会出来帮忙，它们可以刺激免疫系统，让免疫系统打起精神，以识别出更多的病原体。

比如有一种螺旋细菌，是胃里的幽门螺杆菌，如果它的数量过多，就会导致胃溃疡，甚至胃癌。2017年10月27日，国际卫生组织首次将幽门螺杆菌收录在一类致癌物清单中。

幽门螺杆菌难以被免疫系统清除的根本原因是，免疫系统无法识别出它们。

为了清除胃幽门螺杆菌，有些人会吃大量的抗生素，但抗生素是药也是毒，不仅会杀死胃幽门螺杆菌，也会影响我们体内的其他微生物，属于"伤敌一千自损八百"的策略。

因此，使用抗生素对抗胃幽门螺杆菌显然不是最优解。那么，还有没有其他办法呢？

在守护健康的这条道路上，科学家从未停下脚步。

2020 年，科学家经过研究发现，我们的胃里有一种拟杆菌，可以刺激胃黏膜生产免疫细胞。免疫细胞会根据这些盟军微生物传递过来的消息，加强对幽门螺杆菌的了解，从而给它们制造对应的标签。有了标签之后，标签会穿过胃黏膜，进入胃部，贴在幽门螺杆菌的身上。这就相当于在它们身上装上了定位器，免疫系统就可以对它们来一场大清洗，进行定点清除。

有的时候，免疫系统也无计可施，定位是定到了，但清除能力不够。这个时候，其他微生物就会出来帮忙，比如之前提到过的白念珠菌，它不仅存活于我们的皮肤上，也存活于我们的体内。它可以刺激人体产生免疫细胞，从而清除体内的部分致病菌。

经过漫长的进化，如今人体内的免疫系统已成为一个复杂又精密、运转高效的系统了。微生物在体内，更多的是协助免疫系统，通过激发免疫系统的各个环节，提高整个系统的抵抗能力。

现在，你知道微生物与我们的健康有什么关系了吧。

2.6 肠道是免疫器官吗

　　肠道是我们每个人都很熟悉的一个器官，每天，我们吃进去的食物，经由食管流入胃里，再转入肠道，最后的残渣由肠道排出体外。

　　可是你知道吗？肠道既是一个消化器官，也是一个免疫器官，还拥有自己独立的神经系统。虽然它被称为免疫器官，但和我们身体内的其他免疫器官还是有所区别的。它属于免疫器官，但保留了一定的自主性，用自己的方式来完成许多任务。

　　总的来说，肠道内的微生物对我们的生命与健康至关重要。肠道共生微生物一般被称为肠道菌群。肠道菌群利用膳食纤维，生成一些短链脂肪酸，包括乙酸、丁酸这样的小分子有机酸。短链脂肪酸既是

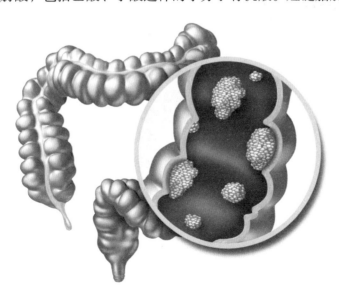

我们肠道微生物的代谢物，也是我们必不可少的营养物质。它为肠道新的表皮细胞生长提供必需的营养，帮助肠道上皮形成黏液层。

对于肠道来说，外界的威胁与入侵可以说是无处不在。因此，这或许也是它在长期的进化过程中能够拥有一定自主权的原因。这里除了生活着组成肠道微生物组的几十万亿有机体之外，还有许许多多经由我们吃进去的食物。

要分辨哪些是敌人，哪些是中立单位，哪些是盟友，对于任何一个器官来讲都是不小的难题。肠道长约 3 ～ 7 米，除了将食物残渣分解排出之外，还要吸收从胃里面流出来的营养。我们人体约 90% 的营养都要靠它来完成吸收。要完成这样一件事的确不容易，因此在我们的肠道内，会有很多微生物盟友。它们从我们人体内获取营养，同时为了与宿主实现可持续共同发展，又要帮助我们分解食物。它们分解人体本身不能分解的碳水化合物，同时也会合成人体本身不能合成的维生素。

在健康的情况下，人体的免疫系统与微生物应该是维持一种平衡状态。微生物居住在人体的肠道内，它们与免疫系统相互作用，并在一定程度上互相受益。免疫系统应该让微生物在我们的肠道里生存下去，而不是将微生物当作外来入侵者，进行消灭。

然而，微生物并没有自主意识，它们也不懂得什么是契约精神。我们的肠道面积广阔，里面的微生物也多得惊人，时不时就会有微生物侵入肠道内壁。如果它们进入我们的血液中，随着血液流到其他地方，严重的话可能会导致死亡。

因此，黏膜的一个作用就是阻挡这些不安分的微生物。

肠道的黏膜有三层，先是黏液层，里面有大量的抗体和防御素，

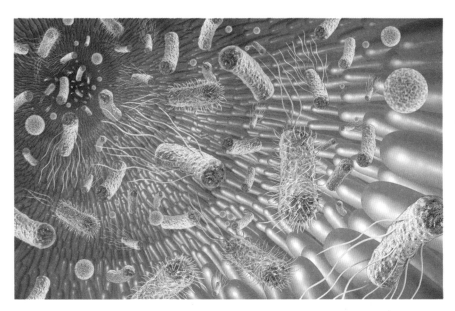

主要功能就是杀死或杀伤微生物。肠道的黏液层比较薄，因为这样才可以让食物通过，否则我们可能就饿死了。

正因为黏液层比较薄，所以光有它肯定是不行的。在黏液层之下，是肠道上皮细胞。这里是免疫系统重点关注的对象，对于一切企图黏附到上皮细胞上的微生物，免疫系统都会毫不客气地进行清除。

在上皮细胞下还有第三层，是固有层。这里可以说是肠道免疫系统的大本营，这里生活着特殊的巨噬细胞、B 细胞和树突状细胞。如果有不速之客来到，它们随时都会出动，消灭敌人。

肠道免疫系统还有一点特殊，它极力避免发生任何炎症，因为炎症会让肠道产生大量多余的液体，造成腹泻。

每年，大概有约 50 万的儿童因为腹泻而死亡，而且肠道在人体内部，它如果出了问题，在现代外科手术出现之前，人们往往拿它一点办法都没有。

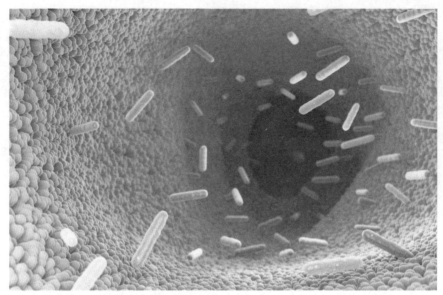

　　因此，保护我们的肠道健康也是保护我们自己，维持好肠道内菌群的健康，也是为了我们自己。一般来讲，遗传因素可以影响肠道菌群的建立。比起剖宫产的婴儿，顺产的婴儿会有更健康和完善的肠道菌群。在经过母亲阴道的时候，母体会将一些健康的微生物传递给孩子。当然，前提条件是母亲本身就是健康的，所以孕妈妈更要注意饮食起居和身体健康。

　　饮食也是影响肠道菌群的重要因素，饮食不仅为人体提供了所需的营养，也为肠道菌群提供"口粮"。我们提倡富含膳食纤维的全面均衡的饮食结构，这样的饮食结构能够帮助肠道保持菌群的多样性，帮助肠道提高抵御外来病原微生物的能力。

　　因此，有一句话叫作：我们吃什么，决定我们的健康。要知道，我们吃东西不能光为了满足自己的口欲，我们还要照顾到肠道内的菌群，一定不能偏食，不要挑食。否则，我们就会培养出一群奇奇怪怪的菌群。

如果我们偏重吃精加工食品，就可能会养出一群"好吃懒做"的菌群，不仅会降低免疫力，甚至还会引起菌群中的有害菌过度增殖，引发疾病。

这也是近些年营养学家倡导多吃粗粮的原因。

2.7 抗生素：不乱用，不滥用

如今越来越多的人开始意识到，抗生素对于人体来讲，并不总是好的。如果过度使用抗生素，会对我们的身体造成无法想象的伤害。

2005 年，英国的生物化学教授杰里米·尼科尔森提出了一个颇具争议的观点：抗生素是造成肥胖症流行的主要原因。

在 20 世纪 40 年代末，美国科学家意外发现，给鸡注射抗生素可以使其生长时间大约缩短一半。当时经济不景气，城市住宅越建越多，大众厌倦了高昂的生活成本，受够了长期以来的节俭生活，而更便宜的肉类被人们列在了战后愿望清单的第一位。抗生素在鸡身上产生的效果简直可以说是奇迹，当农民发现牛、猪、羊和火鸡都对每天一剂低剂量的药物有相同的反应时，他们开心地摩拳擦掌，准备大赚一笔。

人们不知道这些药品是如何促进生长的，也不知道会有什么后果，食物短缺和物价高昂才是当时人们关心的问题。仅投入少量的费用，就能增加庞大的产量，非常具有诱惑力。从此之后，所谓的"低剂量抗生素疗法"成了养殖业的重要手段。在美国，可能有70%的抗生素都用在了家畜身上，这样做的好处是可以将更多的动物塞进一个更小的空间，因为抗生素不仅可以促进生长还可以防止这些动物感染疾病。

既然抗生素对动物有奇效，那我们有理由怀疑，它对人类也会产生相似的效果。

有一项研究，对14500名孕妈妈和她们生的孩子做了长达15年的统计，发现这些孕妈妈生的孩子中有1/3的孩子在6个月前使用过抗生素，有3/4的孩子在2岁前使用过抗生素，这些孩子中，越早接触抗生素的孩子长大之后越胖。

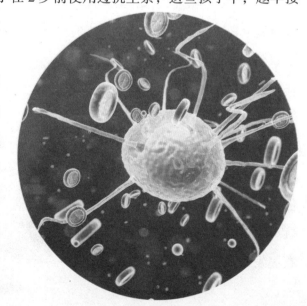

抗生素的发明源于一场偶然。1928年，英国的弗莱明博士在实验室发霉的培养基中，偶然发现了青霉素。自此之后，青霉素被广泛应用，挽救了许多人的性命。

青霉素的出现，开启了抗生素时代。自此之后，人类又研发或者合成了其他种类的抗生素，许多曾经的不治之症，变成普通疾病，比如细菌性肺炎、细菌性尿路感染等。

然而，抗生素的广泛使用也带来了一场无奈的"军备竞赛"。

首先，我们要明白抗生素的工作原理，简单来讲，抗生素针对的主要是细菌感染。有的时候，我们人体内的免疫系统无法对侵入人体的细菌进行有效清除，所以我们便会通过青霉素等抗生素直接干预，将免疫系统未能清除的细菌都处理掉。所谓"抗生"的意思，便是一种微生物对另外一种微生物的生长繁殖有抑制或者杀灭作用。

细菌在抗生素的作用下，虽然大部分被杀灭，但还是有一小部分留了下来。细菌也是生物的一种，也有变异和繁殖的功能。少部分存活下来的细菌便会在变异的作用下产生出对抗生素的忍耐性，这也就是它们的耐药性。这部分细菌会把耐药的遗传物质，通过接触传递给周围的细菌，也通过繁殖传递给它的后代。

因此，随着抗生素被广泛使用，那些给我们带来伤害的细菌也在一步一步朝着越来越耐药的方向演化。

我们再来看看两者的演化速度之比。人类研发一种新型的抗生素，往往要用几年，甚至几十年的时间，而细菌只需要几个小时就能完成一次变异。因此，在这场演化速度不对等的竞赛中，细菌演化的速度要比人们研发新型抗生素的速度快。

除了耐药性之外，抗生素在消灭细菌的同时，也会杀死我们体内温和的微生物，导致我们体内的微生物群失衡。

比如，在医院中，那些有严重感染性疾病的人，经常要使用抗生素。他们会频繁的腹泻，其根本原因就是抗生素打破了原本的菌群平衡，导致菌群紊乱。

在中国，近几年来，人们对抗生素的了解越来越多，随着医学常识的普及，人们对抗生素也有了警惕之心。实际上，在国外，滥用抗生素的例子也很常见，美国对人使用抗生素有严格的管制，但在饲养家禽方面，抗生素却被滥用。

在 2009 年，一项对欧洲 2.7 万人做的调查显示，有 53% 的人错误地认为抗生素能杀死病毒，而 47% 的人相信抗生素对于治愈由病毒引起的感冒及流感是有效的。

当病人感觉不舒服时，无论是感冒还是一些可以通过人体自愈的小症状，都要去医院看一看。许多医生不敢让患者冒细菌感染和引起严重并发症的风险，为了以防万一，他们都会开出抗生素处方。

尽管抗生素的使用在一定程度上会对人体有益，但在大部分的情况下显然是不必要的。

对于抗生素滥用的潜在危险，许多科学家都很担忧。有人认为我们很快会进入与"前抗生素时代"相似的"后抗生素时代"。甚至就连青霉素最初的发现者弗莱明博士也曾告诫那些因为一些小伤或没有充足理由使用抗生素的人，让他们不要使用抗生素，因为这么做会让细菌对抗生素产生耐药性。

但是，当人们习惯了这种高效的抗生素后，便形成了路径依赖，无论是感冒还是头疼，抗生素似乎成了一切小毛病的"万能之药"。

那些具有超强耐药性的细菌被称为"超级细菌"，超级细菌并不是特指一种细菌，而是很多类不同的细菌，它们都能在抗生素提供的环境压力下演化出对抗生素的耐药性，比如，肠出血性大肠杆菌、肺炎克雷伯菌、铜绿假单胞菌、鲍曼不动杆菌、耐甲氧西林金黄色葡萄球菌等。

据统计，每年因为超级细菌而死去的人和每年自杀的人数差不多，这应该引起我们的注意。不过，幸运的是，超级细菌只是对目前市面上的抗生素有"抵御能力"，抗生素杀不死它们，并不代表我们对它们毫无办法。

要知道，人体自身的免疫系统非常强大，它们会出面消灭超级细菌。对于一个健康的人来讲，哪怕是他感染了超级细菌，大部分时候也能自我康复。真正危险的是体弱多病的人感染超级细菌。

但是，超级细菌并不常见，还未能在人群中蔓延，主要是因为超级细菌对环境的要求非常苛刻。超级细菌是普通细菌一步一步演化而来的，需要频繁与抗生素接触，而这样的环境只有科研室或医院里面才有，所以自然界基本是不会有超级细菌的。

再者，就算是某人感染了超级细菌，也不会形成大规模人传人的现象。像流感这种导致人传人感染现象的是病毒，而不是细菌。

因此，就目前来讲，我们对超级细菌无须过于担心，但这并不代表我们可以放松对抗生素的警惕。总而言之，对于抗生素，我们要能做到不乱用，以及不滥用。

冷知识：青霉素是怎么被发现的

亚历山大·弗莱明是英国的一位细菌学家和微生物学家。

1928年的一天，弗莱明像往常一样开始了自己的研究。当时，他正在研究一种细菌，叫金黄色葡萄球菌，这是一种常见的食源性致病微生物。

在实验室里，弗莱明培养了很多金黄色葡萄球菌，其中有一批是在夏天培养的。

他原本是想梳理一下工作，准备出去度假。可能是因为他急于去度假，在清理培养容器的时候没采取适当的措施。他将培养容器放在了实验室的角落里，就走了。

等他回来的时候，想起了这些金黄色葡萄球菌，便来到了实验室，准备观察一下自己的培养结果。

弗莱明惊讶地发现，几乎在每一个培养用的小容器里，都是满满的金黄色葡萄球菌。其中有一个引起了他的注意，因为在这个容器里，似乎有些东西发霉了，形成了一小片绿色的霉斑。在这片小小的霉斑附近，是一片无菌区域，完全看不到任何金黄色葡萄球菌。

这究竟是怎么回事呢？弗莱明陷入了沉思，决定研究一下。

他提取了这些绿色霉斑的样本，然后单独培养它们。很快，他发现，这些绿色霉斑产生了可以杀死细菌的物质。弗莱明非常兴奋，给这些绿色霉斑取了个名字叫"盘尼西林"，"盘尼西林"翻译成中文，就是青霉素。

这是人类史上第一次掌握抗生素。

然而，在弗莱明发现青霉素后的10年内都处于无人问津的状态。因为青霉素杀菌的速度并不是很快，而且如果用到人体中，能不能杀菌还是个未知数。最重要的是，青霉素的生产效率太低了。因为绿色霉斑中含有的青霉素非常稀少，弗莱明也并不擅长分离和提取这些物质。

就在弗莱明为之叹息的时候，二战爆发了。

战争中总是会出现源源不断的伤兵，这些伤兵一般都是外伤，伤口很容易受到感染，最终导致伤兵死亡，因此，前线就需要大量的杀菌药物。

这个时候，有人注意到了弗莱明发现的青霉素，尽管它的产量很低，但根据实验分析情况来看，是能杀死细菌的。

因此，很多人开始研究青霉素，在大家的共同努力下，青霉素的生产效率得到了有效的提升，提升了10倍。

后来，美国的一个科研人员在一颗发霉的哈密瓜上找到了一种霉菌，可以生产青霉素。它的生产效率是其他霉菌的6倍。随着科学家的不断研究，这种霉菌又得到了改良，使得青霉素的生产效率提高了近 600 倍。

自此之后，青霉素正式登上了历史舞台，不仅挽救了众多受伤的士兵，还将人类带入了"抗生素时代"。

2.8 增强免疫力真的好吗

已经看了那么多关于免疫力的内容，相信你对我们自身的免疫系统有了一定的了解。

目前，市面上有很多食品或保健品的生产者都说自己的产品有"增强免疫力"的作用，人们在日常生活中也经常将"增强免疫力"挂在嘴边。

实际上，强大的免疫力关键在于达到平衡，而不是简单的增强。因此，在本书中，尽量不提及"增强免疫力"这个概念。如果提到这个概念，需要注意的是，并不是说要无限制地提高我们的免疫力，而是适度地提升。

就算真的有药物或者保健品可以增强免疫力，对我们而言也未必是一件好事。

免疫系统是一个精细调控的系统，目前我们对人体免疫系统的了解还很有限。因此，如何知道我们增强的那一面就是好的呢？不会给人体带来不良反应呢？增强的免疫力会不会导致更多的自身免疫性疾

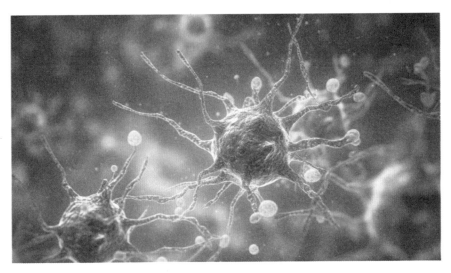

病呢？

　　与其说免疫系统是一套攻击系统，不如说是一套防御系统。而且，我们除了担心它防御力过低之外，还要时刻当心它过度防卫，将自己人当成敌人，那也是不行的。

　　一提起增强免疫力，我们首先就要问自己，要提高哪一方面的免疫力。

　　是想让巨噬细胞或中性粒细胞变得更厉害吗？这意味着将会有更多、更严重的发炎、发热、不适和乏力，即使你遭遇的只是轻微感染，也会比平常更加痛苦与煎熬。

　　那让自然杀伤细胞变得更强，能杀灭更多的感染细胞或癌细胞怎么样？理论上是可以的，不过这样将导致免疫细胞太过激进，对恰好在附近的健康细胞也同样"一视同仁"地消灭掉。

　　若是想提振树突状细胞，让它们更频繁地激活适应性免疫系统呢？这样的话，哪怕是一点小小的危险都会大大消耗免疫系统，真碰到严重感染时却没有了丝毫保护能力。这就好比有一支军队，一有风吹草动，他们就会出现。树上的一个苹果被风吹到了地上，它们立即行动起来，赶到现场；街上某个市民说话声音大了一点，它们也像是遭到了攻击一样，直接将那人团团围住，进行盘问。这么做的后果，就是当真的有外来入侵者出现的时候，它们早已在每天的奔波中累倒了，没有力气对真正的敌人展开攻击了。

那么，我们让 B 细胞变得更加强壮行不行呢？也可以，不过那样的话，我们每天都会活得很辛苦，因为 B 细胞与过敏相关。想一想，本来只会让肠道感到稍稍不适的食物，可能会变成引起严重的腹泻和过敏性休克，我们一出门，还没呼吸几下，就会喷嚏不断，这绝对不是我们想看到的。

想想看，无论是增强我们哪方面的免疫功能，我们都将陷入更大的困境。不过好消息是，我们的免疫系统非常复杂，不是那么轻易就能调高或调低的，所以以上的那些情况只是出现在理论中，在现实中

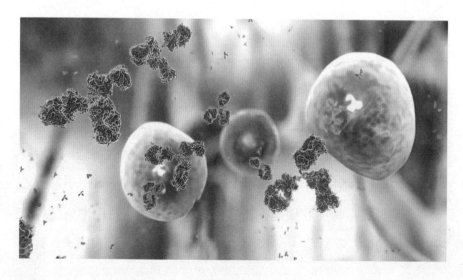

我们不必担心。也正因为此，市面上那些宣称能"增强免疫力"的食物或保健品，要谨慎选择。

我们不需要刻意增强自己的免疫力，只需保持免疫力的稳定即可。要做到这点，就需要我们平衡膳食，不要挑食，蔬菜水果都要吃一点。另外，还需要摄入人体所需的各种维生素和营养。关于具体吃什么和怎么吃的内容，将在第3章具体讲解。

我们的免疫系统每天都会产生千百亿的新细胞，而这些新细胞都需要特定的营养才能正常工作。虽然我们很难提升免疫力，但要做到维持自身免疫力现状还是相对容易的，只要保持营养均衡即可。营养均衡与免疫力有着较强的相关性。

陷入饥饿的人更容易生病，是因为在这种情况下，身体为了维持基本的运转，不得已会牺牲几种功能，免疫系统就会因此而受累。这也是为什么古代穷人多的地方更容易暴发传染病。

平时适度的运动对于免疫力的提升具有一定的帮助，不需要进行太过剧烈的运动，只要适度运动即可。经常进行一些运动可以使身体里的各个系统，特别是心血管系统能够保持在较好的状态。锻炼也可以直接强化免疫系统，因为它能促进全身体液的循环。简而言之，和整天躺在床上和坐在办公桌前相比，活动、伸展、按压身体各部位，都能让体液流动得更顺畅。良好的循环也有益于免疫系统，因为这时细胞和免疫蛋白可以更快、更自由地流动，从而更好地发挥它们应该发挥的作用。

所以，我们不要过于追求"增强免疫力"，因为这未必是一件好事。对于大部分人来说，只需要按时吃饭、按时睡觉，保持充足的睡眠，吃好喝好，五谷杂粮都吃一点，就足够让我们的免疫系统维持健康了。

在这里，讲一个医药史上的灾难性事件。

在过去几十年间，人们对免疫机制的了解大幅提升，科学家想在这条道路上尽可能走得远一点儿，他们的初心都是好的，希望能发明一些药物，来治疗那些不好治愈的疾病，让我们的身体更健康。

TGN1412 是一个臭名昭著的例子，它是一款由德国 TeGenero 公司研发的抗 CD28 人源化单抗药物。它可以和 T 细胞表面的 CD28 分子结合，并激活它，这么做可以强化人体内的免疫系统，尤其是对癌症病人特别有用。

在对动物进行测试时，一切都没有问题，在灵长类动物猕猴身上做试验显示，TGN1412 具有很好的安全性。

随后，科研人员找来了 8 位志愿者，出于谨慎考虑，给病人的 TGN1412，剂量只有针对猕猴有效剂量的 1/500。所以科研人员也没指望能有多大的效果。

可结果却出乎人的意料，就在男性志愿者使用了 TGN1412 几分钟后，身体出现了明显的症状。原来，用来测试药物的猕猴，其 T 细胞表面的 CD28 分子比人少得多，所以它们对药物的反应比预想要弱得多，造成了一种药物很安全的错觉。另外，出于某些原因，对人类志愿者的给药速度，也比猕猴快了 10 倍。

就在短短几分钟之内，志愿者的身体内部就像是引发了一场细胞风暴。成千上万个免疫细胞被激活了，志愿者体内的 T 细胞更是处于过度激进的状态，释放了大量有激活作用的促炎细胞因子。细胞因子的洪流激活了更多免疫细胞，后者再释放更多的细胞因子，造成更广泛的炎症，引发了自行维系、自行升级的灾难性连锁反应。

体液从志愿者的血液中渗出，涌入了各个组织，志愿者感到浑身发胀，伴随着抽搐，他们体内的很多器官出现了衰竭，医护人员急忙将大量仪器套在他们身上，以协助他们维持生命特征，同时，又给他们服用大量的免疫抑制剂。

可就算是这样，其中一名最严重的志愿者同时出现了心脏、肝脏和肾脏衰竭，在后来进行紧急抢救的时候，虽然保住了性命，但也因此被切除了全部脚趾和几根手指。

这是一场灾难性的药物试验，在医药研究领域引发了强烈的震动，药物人体试验的许多指南因此修改。

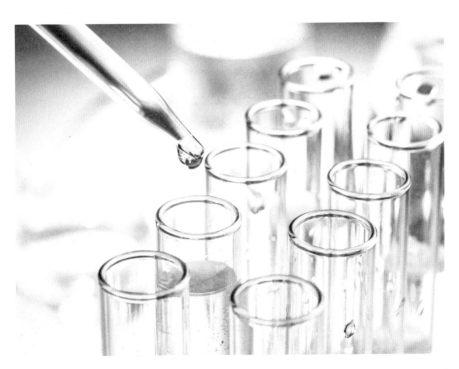

　　讲这个故事，是希望大家能妥善看待一些事物，不要盲目追求极致的东西。我们人类虽然在近百年来获得了突飞猛进的发展，但是在很多方面依然还处于"婴幼儿状态"。我们对自然，对我们的身体也该持有一颗谦卑之心，切不可认为凭借技术就可以操控一切。

第 3 章

管理免疫力：合理膳食

3.1 均衡饮食是为了什么

饮食对我们的身体健康和免疫力至关重要。

首先我们要明白一点，吃进肚子里的食物，不能太多，也不能太少。这个世界上不存在绝对好和绝对不好的食物，重要的不是我们吃了什么，而是吃了多少。

自然界，如黑格尔所说"存在即合理"。我们人类的食物多种多样，各有不同的营养，这些营养也是我们的身体所必需的。

下一节我们具体谈谈人体需要哪些营养，这一节我们先来看看什么是"均衡饮食"以及其重要性。

所谓"均衡"，指的是人体所需的各营养都能被吃进肚子里，从

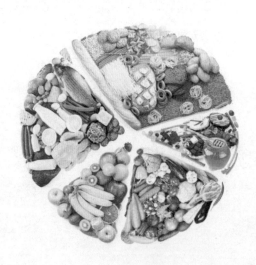

而使最少量的营养素在体内得到最有效的生物利用，以此避免我们营养不良。

可能很多朋友会有疑惑，在这个物质充裕的时代，很少有人会营养不良吧。

实际上，营养不良并不单单是吃不上食物，也指只吃一种或少量的食物。很多被我们认为不是很健康的食品，比如汉堡包，其实并不是"垃圾食品"，只是里面的添加剂和人造奶油不宜过量吃。记住一点，这个世界上没有垃圾的食品，只有垃圾的搭配。

目前，随着医学的发展，科学家发现营养不良除了会导致身体功能受损、免疫力低下之外，还会导致肥胖。

2021 年 7 月 30 日，中国第一届肥胖大会在北京召开。大会上，大多数医学专家都在反复强调一个概念——肥胖不仅是一种慢性病，而且是营养不良的一种体现。

大部分人的普遍认识是，肥胖是一种营养过剩，但其实，肥胖同样存在营养不均衡、微量元素缺乏引起营养相关疾病的问题。

因此，很多时候，如果我们想减肥，除了运动之外，保持均衡饮食也是一个不错的选择，均衡的饮食能够使用身体所承受的风险与效果更好。

要想达到均衡饮食，我们就要考虑这些因素：热量平衡、营养素平衡、氨基酸平衡及酸碱平衡、动物性食物和植物性食物平衡。

我们人体每天所需的，无非就是从食物中补充蛋白质、碳水化合物、脂肪、维生素、矿物质、水及膳食纤维等 7 大类共 40 多种营养素，即必需营养素。因为这些物质是我们的身体无法合成的，因此被称为必需营养素。

在 7 大类营养素中，蛋白质是组成人体一切细胞、组织的重要成分。甚至可以说，没有蛋白质，整个生命都不可能存在。参与人体生命活动的大概有 10 万种蛋白质，蛋白质的功能也涉及生命活动的方方面面。有的蛋白质组成了身体组织，完成心脏跳动、肌肉收缩这些基本生命活动；有的蛋白质作为功能分子，承担消化转运、释放信号等各种职责。所以，蛋白质摄入不足的表现可以非常多样化。

对于成年人来讲，每天的蛋白质摄入量是用体重来计算的，每千克体重要摄入 0.8 ～ 1.2 克的蛋白质。比如对一个 60 千克重的成年人来说，每天要摄入 48 ～ 72 克左右的蛋白质。

基本上，只要我们每天正常吃一日三餐，那么我们就无须担心蛋白质摄入不足的问题。

但对有些人来讲，即便每天都摄入了足够的蛋白质，还是会被诊断出蛋白质摄入不足，这是为什么呢？

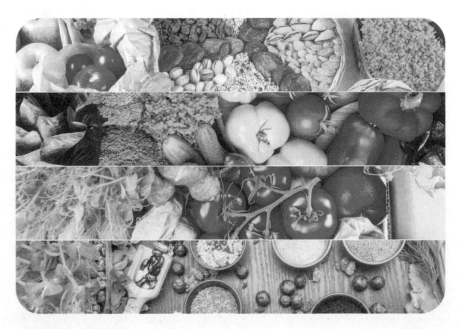

在蛋白质充足的情况下，我们还需要注意两个因素：注意蛋白质和碳水化合物、脂肪的搭配，以及注意摄入不同种类的蛋白质。

首先，蛋白质、碳水化合物和脂肪都能为我们的身体提供能量，但它们提供能量的方式有所不同。消化碳水化合物和脂肪的时候，只损耗它们不到 10% 的能量。比如你吃了 100 克的碳水化合物或者脂肪，那在消化环节会损失 10 克，剩下的 90 克都可以用来供能。而蛋白质用在消化吸收环节损耗的能量，达到了它总能量的 20% ～ 30%，剩下的 70% ～ 80% 才真正发挥作用。

只有碳水化合物和脂肪摄入充足的情况下，蛋白质才能主攻它自己的独有功能。

其次，虽然肉蛋奶都能提供大量的蛋白质，但有一些食物所含的蛋白并没有那么优质。比如面包、米饭里含的谷物蛋白，猪蹄、鸡爪里含的胶原蛋白，氨基酸的组成和比例都有缺陷，就没那么优质了。

所以，我们需要吃不同种类的食物，就算是蛋白质，也要选取不同的补充方式。

在我们身体内的营养素，往往也是相互作用的。比如，"钙"是我们人体必需的，但若是缺乏了维生素 D 或镁，钙就无法被我们的身体吸收利用。而维生素 D 是脂溶性的，因此，人体内还要有脂肪酸才行。另外，矿物质钙和镁必须加上氨基酸才能变成可被消化的状态，因此氨基酸更少不了。

我们的身体非常复杂，所需的营养素环环相扣，缺乏其中的任意一种，都有可能会影响其他营养素的吸收和利用。

要想保证均衡营养，对于一个健康的成人而言，每天要从五大类食物中摄入主食 3 ～ 6 碗，牛奶 1 ～ 2 杯（每杯约 240 毫升），肉、鱼、蛋、豆制品 4 ～ 6 份（每份约 50 克），青菜 3 ～ 5 碟（约 500 克），水果 2 ～ 3 份（每份约棒球大小），油脂 2 ～ 3 汤匙（每汤匙 15 克）。

而且，我们要尽量少吃甜食和油腻食物。甜食会影响白细胞的制造与活动，从而导致我们的免疫力降低。若是吃太油的东西，我们就会摄入过多的脂肪，这会妨碍免疫系统工作，使体内免疫细胞变得慵懒，因而无法发挥抗病能力。因此，我们做菜的时候尽量少放点油，也不要在外面吃太油的食物，尽量避免摄入太多的饱和脂肪酸（如猪油、奶油、椰子油）和反式脂肪酸（如面包、蛋糕中的人造奶油）。

我们还要多吃蔬菜和水果，因为它们能给我们提供足够的维生素和其他营养素。

最后，需要注意一点，要戒烟少酒。烟酒都会影响我们的免疫力，尤其是香烟，严重的还会导致肺癌。

总之，在日常生活中，不要挑食，什么种类的食品，都要吃一点。尽量选择天然的食品，因为含有添加剂的食品高糖、高盐；油炸的东西尽量少吃，油太多的也尽量少吃；戒烟少酒。如果能做到这些，我们的身体和免疫力也不会差到哪里去。

我们的免疫系统一直在无休无止地工作着，当我们的身体遭受外来病原体入侵时，免疫系统就会迅速做出反应，拉响警报，聚集免疫细胞，上阵杀敌，为我们的健康保驾护航。

然而，毕竟是上战场杀敌，免疫细胞也必然不会完好无损。很多时候，它们都会与敌人同归于尽。这个时候就会加重我们免疫系统的负担，因此，需要我们在日常饮食中补充一些对免疫系统有帮助的营养素，比如维生素以及锌、硒、铁、铜等矿物质。

但是有一点需要注意，俗话说"病从口入"，在摄入各种营养素的时候，各种病毒与细菌也会随着含有这些营养素的食物一起进入我们的体内。

因此，食物一方面给我们的免疫系统提供了养料，另一方面也会给免疫系统带来威胁。

我们的日常饮食，一般包括主食、肉蛋奶、蔬菜、水果、零食和各类饮品。对于那些有益的食物，建议每顿饭都吃，一般的食物，一天只吃一次，有风险的食物，则尽量不要吃。

很多食物对于我们来讲是有益的，可以帮助我们降低慢性炎症反应。亚利桑那大学医学教授安德鲁·威尔博士就曾提出了"抗炎食物金字塔"，一共有 12 层。

第一层是金字塔的塔尖，是健康食品，但不建议多吃，每周吃 3

次左右，每次约半个鸡蛋的量。其中包括：无糖干果、黑巧克力等。这些食物富含具有抗氧化功效的多酚物质，有助于增加血流量。另外需要注意一点，巧克力中的可可含量越高，糖分越少，越健康。

第二层是红酒，红酒富含抗氧化剂白藜芦醇，可以降低血液的黏稠度。但是红酒也不是人的必需品，因此，如果实在不想喝，或本身没有喝酒的习惯，也可以不喝。

第三层是膳食补充剂，膳食补充剂可以分为维生素、矿物质、氨基酸等，有助于补充人体必需的营养素。这些营养素基本可以从日常饮食中获取，如果觉得自己工作太过繁忙，饮食也不规律，可以考虑食用适量的膳食补充剂。

第四层是茶，主要是白茶、绿茶和乌龙茶。这些茶叶中富含具有抗氧化和消炎功效的儿茶素，能有效抑制细菌。但是请注意，尽量不要喝浓茶，因为浓茶会加重肠胃负担。

第五层是健康药草和调味品，主要是生姜、大蒜、辣椒、肉桂、迷迭香和百里香等。这类调味品中含有大量的天然抗炎物质，如二烯丙基硫化物、姜黄素等。

第六层是富含蛋白质的食物，比如酸奶、鸡蛋、去皮鸡肉和瘦肉等。这类食物富含优质蛋白质，而蛋白质在上一节中也有提到过，被称为"一切生命的物质基础"，有助于促进身体细胞的新陈代谢，提高免疫力。因此，这类食物每天都要吃，一天一个鸡蛋加一杯牛奶和50克去皮鸡肉，就足够了。

第七层是蘑菇，包括香菇、金针菇、平菇、猴头菇等。这类食物具有能增强免疫力的多种天然物质和菌类多糖，可以降低引发炎症的风险。这类食物尽量每天都吃一点儿。

第八层是大豆食品，有豆腐、豆豉、毛豆、豆浆等。这类食物中富含大豆蛋白和大豆异黄酮，具有抗氧化、增强免疫力和预防癌症等功效，建议每天食用。

第九层是鱼和海鲜，比如三文鱼、沙丁鱼和秋刀鱼等，这些食物中富含具有抗炎属性的 ω–3 脂肪酸，每周建议补充 300 克。但是也请注意，对于海鲜过敏的人群，就不要食用了，还是要先保证我们的基础健康，而不是什么东西好，就不顾一切地吃。

第十层是健康脂肪，其中包括有机菜籽油、坚果以及亚麻籽等。这些食物中含有的健康脂肪具有一定的抗炎属性。建议每天摄入 5 ～ 7 份（每份相当于 1 茶匙核桃油、1 汤匙亚麻籽或 28 克牛油果）。

第十一层是全谷食物、面食，全谷食物包括小米、大黄米、糙米等，能够防止血糖骤升，有助于控制炎症；面食包括全麦面条、荞麦面条等，有助于控制血糖。

第十二层就是金字塔的塔底，是蔬菜与水果。每天建议摄入 350克的蔬菜和等量的水果。

当然，食物毕竟只是食物，不是药物，因此不要有只要每天按照健康饮食方式来吃，就可以抵御一切疾病的想法。这些健康食品只不过是维护我们身体免疫系统的正常运转，预防一些疾病的发生，但这并不意味着我们从此就不会生病了。

当然，也会有一些食物是对我们身体不好的，会产生促炎效果。

以下介绍几种促炎的食物，建议不要多吃。

麸质俗称面筋蛋白，存在于小麦、大麦和黑麦等谷物中，是一种弹性很大、黏性很强的蛋白质。它会加重我们肠道内免疫细胞的负担，但是我们每天的饮食都或多或少会吃进去一些面筋蛋白，因此我们只要提防一下即可。

鱼一直以来被认为是健康食物，但如果吃到了不健康的鱼，对我们也是有害的。组胺是一种生物胺，在食物中的最主要来源就是鱼类。人体内组胺过量，会刺激心血管系统和神经系统，引起毛细血管扩张，导致血浆大量进入组织，使人出现脸红、头痛、心慌、胸闷、血压变化等症状，严重的话甚至会导致休克。但是也请不要担心，鱼越新鲜，它体内的组胺含量就越少。因此，我们吃鱼的时候一定要当心，一定要买新鲜的鱼。

乳糖和酪蛋白也是需要注意的，主要存在于牛奶当中。很多人可能天生乳糖不耐，不要因为牛奶是好东西就强迫自己喝，酸奶也是一个不错的选择。

草酸盐广泛存在于多种植物中。很多涩味大的叶类蔬菜，如菠菜、小白菜、绿苋菜等，草酸含量较高；茭白、葱、青蒜和笋类的草酸含量也较高。因为我们人体无法降解草酸盐，因此若是食用过量，它们就会形成结晶，给我们的身体带来损伤。另外，服用大剂量的维生素 C 会促成草酸的生成。在吃这些富含草酸盐的食物中，最好是将它们放到沸水里煮一下。这样虽然麻烦一点，但可以除掉菜内一半以上的草酸。

我们还要注意糖的摄入，尤其是饮料，如果饮用过量，我们的免疫力就会下降，身体关节也可能会发生疼痛。

反式脂肪酸与饱和脂肪也是我们需要注意的。在我国，反式脂肪酸含量较高的主要是天然和人造奶油、黄油以及植物油。饱和脂肪主要存在于一些动物油上，另外，红肉（猪牛和羊肉）、加工肉（如热狗、腊肠、香肠、培根、火腿、熏肉和牛肉干）、动物内脏等都富含饱和脂肪，我们在食用时需要当心。

总的来说，尽量合理搭配饮食，也尽量选择天然食品，少吃加工食品，对我们的身体健康和免疫力也大有帮助。在选择包装食品时，建议尽量选择"三低"食物，即低脂、低钠、低糖。

这个世界上不存在绝对的好和绝对的不好，因此不要一听到什么东西好就猛吃，这类人在我周围就有不少。任何好的食物，我们都要适量吃，毕竟，我们胃的容量也是有限的。

3.3 如何通过一日三餐提高免疫力

肠道是我们人体内一个相对独立的免疫器官，也是食物最终通过的地方。因此，吃什么，怎么吃，对于我们的健康和免疫力来讲，就显得尤为重要。

关于吃，我们要注意以下几点。

首先，要选择弹性的饮食方案。

比如，你工作很忙，应酬较多，一个星期每天基本都在外面吃，这样种情况下，周末就可以进行轻断食计划。如果在工作日你能严格遵照健康饮食计划，那么周末就可以放松一下。这样的饮食方案既可以保证我们的健康，也可以偶尔满足我们的口欲，容易坚持。总之，我们要找到一个平衡点，既不要过于苦行，也不要过于贪吃。无论是饮食还是生活，我们都需要考虑平衡。

其次，要保持定期检查的习惯，重点查看血糖、血压、血脂和尿酸是否正常，以及多听医生的建议。

吃太多碳水化合物，血糖很可能会升高；长期饮酒，血脂很可能会升高；经常吃比较咸的食物，血压很可能会升高。如果体检时发现这些指标达到了异常的程度，除了考虑及时就医、用药物治疗外，也要想想怎么有针对性地调整自己的饮食模式。

最后，也是最重要的一点，就是要学会挑选食物。

正确挑选食物，概括起来就三个原则。

第一个原则，就是要完整。

所谓完整，就是尽量保留食物原本的样子，减少加工的程度。

比如，我们要吃猪肉，最好的选择就是直接去菜市场买猪肉，然后自己回家处理和烹饪。避免买加工好的肉，因为其中存在着很多我们看不见的加工环节。

为了保证加工肉的新鲜度，生产商往往会添加防腐剂以及各种调味品。偶尔吃一两次可能没什么问题，但如果长期食用，加工肉里面的高盐成分容易对我们的身体造成伤害，并加重肠道负担。

再比如用黄豆酿制的酱油、牛奶发酵的奶酪等。任何食物加工后，都会或多或少地造成营养的流失，而且加工程度越高，添加剂的含量就越高，食物就越不健康。因此，我们在挑选食物时，最好优先选择保留了原本样子的食物，也就是加工程度低的食物。

再者，在选择鱼类时，最好选择外观一目了然的。这怎么理解呢？比如一盘鱼肉，看上去就是一条完整的鱼，而鱼丸和鱼排等食品，我们要吃一口才能知道是不是由鱼肉做的。在选择的时候，我们尽量选择前者——可以直接看出是一条鱼，而不是要吃一口才知道是不是鱼肉做的。

再进一步，一条完整的鱼有很多种做法，可以红烧，可以油炸，也可以清蒸。我们尽量选择清蒸，因为它的加工程度最低。

简单来讲，就是我们要选择那些纯天然的食物，那些加工食品不是不能吃，而是要少吃。

第二个原则，要选择新鲜的。

如果我们选到了不新鲜的食物，可能就会导致腹泻或其他问题。

在挑选食物时，我们要学会"一看、二触、三闻"。"一看"是

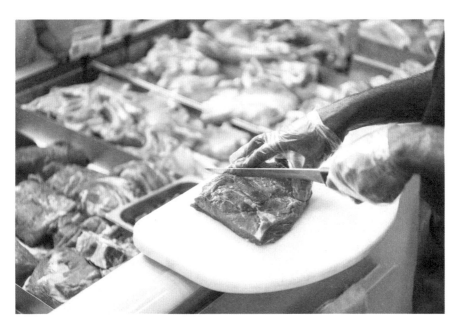

看颜色，新鲜的肉颜色鲜亮，不新鲜的肉颜色发暗，脂肪也没有光泽；"二触"是试手感，用手指按压后，新鲜的肉肌肉饱满而富有弹性，不新鲜的肉则没有这样的感觉；"三闻"是闻气味，不新鲜的肉会散发出酸味或者臭味。

在其他食品的选择方面，我们遵循的也是类似的道理。

如果是已经做好的食物，那么我们就要趁新鲜吃掉，尽量不要留着。虽然隔夜菜的危害性并不是很大，但我们还是要少吃。在准备食物的时候，我们要做到吃多少，做多少，避免浪费。

第三个原则，要考虑多样性，要丰富。

丰富是指食物的种类越多越好，注意，是指食物的种类，而不是品种。谷物和蔬果就是不同的种类，但黄豆和绿豆则是同一种类的不同品种。即使某一种食物的营养素有缺陷，也可以通过和其他种类食物的结合，保证我们摄入的营养是全面的，这就是食物种类丰富的好处。

除了这些，我们还要注意过敏性食源。就目前来讲，食物过敏还是"不治之症"。一旦确诊对某种食物过敏，最好的治疗方法就是避免吃这种食物以及任何含有这种食物成分的食物。除了食物过敏，我们还要注意食物不耐受。食物不耐受主要是由于身体缺乏消化某些食物相应的酶，无法完全分解食物，导致消化道不适，出现腹泻等症状。如果碰到对某种食物不耐受的情况，要尽量避免食用这种食物。

另外，还要注意食物中毒，不要以为食物中毒离我们很远，其实它就潜藏在我们身边。

我们平时应该注意以下几点：

1.剩菜剩饭应该凉凉后分盒密封，然后放到冰箱冷藏，食用前要充分加热，一旦发现有异味或者变色，就不要再吃了。

2. 变质的食物应禁止食用，例如，发芽的土豆、发霉的玉米和花生等。

3. 如果开封后的食品吃不完，最好及时将包装密封。同时，需要注意，开封之后的食品，其保质期也会相应缩短，应尽快吃完。

4. 蔬菜水果尽量当天买当天吃完。

5. 肉类买回来后尽快放入冷冻层，再次解冻后，如果切肉时新切面溢出了黏黏的水分，很可能已经变质了，这时候就别吃了。

3.4 关于水的健康学

我们的血液中含有 90% 以上的水，心、肝、肺、肾含水 70% 以上，即使是骨头也含 20% 的水，人体需要的 5% ～ 20% 的微量元素都是从水中获得的。因此，健康的饮用水，也与我们的健康和免疫力息息相关。

《本草纲目》早就已经指出："药补不如食补，食补不如水补，水乃百药之王。"世界卫生组织也指出："人们当前不良的喝水习惯，决定其 10 年后的身体状况，表现在人体各器官功能减退，容易引发癌症、心肌梗死、肥胖、痛风、结石等疾病。"每天喝 5 杯水的人比喝 2 杯水的人，患癌的风险小 32% ～ 45%。

然而，尽管很多人知道水的重要性，但并不意味着他们都有健康的喝水习惯。

比如，有些人就是秉持"不渴不喝"的原则，一定得等感觉渴了，需要喝水了，才去喝水。这么做是不对的。即便是非常口渴，尤其是在运动之后，也不能"咕噜咕噜"喝下大量的水。我们喝的水会被吸收进血液，血容量就会增加，从而加重我们的心脏负担。

水占人体体重的 60% ～ 70%，而且在体内处于一个相对稳定的状态。人体细胞的细胞膜都是半透膜，水能够自由渗透细胞膜，如果短时期内快速饮大量的水，血液和间质液就会相互补充衡释，降低细胞的渗透压，水就会渗透到细胞内，使细胞肿胀而发生水中毒。脑细胞一旦水肿，脑中的压力就会增高，就会出现头昏脑胀、头痛、呕吐、乏力、视力模糊、嗜睡、呼吸减慢、心律减速等症状，严重的会出现昏迷、抽搐甚至危及生命。

等到口渴了再去喝水，说明身体已经缺水了，已经有点晚了。因为产生渴的感觉比身体缺水要滞后很多。你感觉到口渴的时候，身体其实已经缺了 500 毫升左右的水了。而且随着年龄的增长，我们对"口渴"的感受也会变得越来越不准确。

因此，每天多喝水，不是让我们一次性喝大量的水，而是把这些水平均分配到一天的生活中。喝水的时候也不要急躁，不要一股脑喝下去，而是慢一点，先在嘴里停一会儿，再咽下去。因为喝水太急，会无形中把很多空气一起吞咽下去，容易引起打嗝或腹胀，也会给我们的肠道增加负担。尤其是对肠胃虚弱的人来讲，喝水时更应该慢一点。

一般而言，温度在25℃左右的凉白开最为适宜，如果太烫，会损伤我们的喉咙，会增加患喉癌的风险。25℃左右的凉白开具有特异的生物活性，它比较容易透过细胞膜，并能促进新陈代谢，增强人体的免疫功能。但是对一些体质虚弱的人来说，温度可以适量高一点，但也不能过高，在30℃左右最佳。

清晨是一天最好的补水时间，因为睡了一晚后，身体已经开始缺水。因此，早晨醒来，无论是在刷牙前还是刷牙后，都可以喝一杯水。水可以帮助我们唤醒肠道，促进肠胃的蠕动，加速肠胃的消化，防止便秘。睡了一夜后，我们的血液浓度会有点高，所以清晨醒来的第一杯水也有助于降低我们的血液浓度，促进血液循环。

之后，每隔1～2个小时喝一杯水就可以了，千万不要等到感觉口渴了再去喝。同时，我们也要小心慢性脱水。一项长期研究结果显示，每天液体摄入量不足1.5升，就会引发慢性脱水。长期低于这个数值，肾脏这个"水泵"就不能正常工作。刚开始或许只是泌尿系统感染或者结石，时间长了，肾功能会受到损伤，一路发展成肾衰竭、尿毒症。不少肾病患者早期的生活习惯，都有一个共同的特点，就是特别不爱喝水。

我们每天都要喝足量的水，那么问题来了，喝多少才算正常呢，才算足量呢？

如果一定要给出一个确定数值的话，成年人每天大概需要2.5升水。这当中包括白水，还有其他含水分的食物，比如黄瓜、生菜、芹菜和西红柿，这些蔬菜的含水量都在95%以上，和喝水差不多。

有一点需要注意，饮料并不能代替白水，而且饮料属于加工饮品，虽然有些也能解渴，但含糖量很高，摄糖过多会导致我们的免疫力低下，长期下去也会有损我们的健康。

有些人会感到奇怪，自己明明每天都喝了足够的液体，但身体还是有缺水的表现。这是因为他们将饮料和咖啡当成白水喝了。我们需要记住一点，饮料中除了水以外的配料，都需要水来帮助代谢，这不仅不能补充水分，还会损耗一部分的水。如果是酒和咖啡，那损耗的就会更多。因为对大部分人来说，酒精和咖啡因是利尿剂，会促进水分通过尿液排出体外。所以，饮料不是不能喝，而是最好不要把它们算在你的液体摄入量里。

这样算下来，一个成年人每天至少要喝 1.5 升的白水。

还有一点需要注意，不要饮用生水，因为生水里面含有大量的微生物，尽管是经过消毒的自来水，也不要直接饮用。一是会加重我们的肠道负担，二是会将一些不明微生物带入我们的体内。

如果是喝自来水，就要记得烧开。但是自来水在烧开后会含有亚硝酸盐，亚硝酸盐在人体内会形成致癌的亚硝胺，不少的研究数据表明，开水中的亚硝酸盐的含量比生水的含量高，而且反复多次煮沸的开水，或者烧开时间超过 24 小时的水，其中亚硝酸盐的含量是刚烧开时候的 1.3 倍左右。因此，最健康的喝水习惯就是现烧现喝，或者只喝当天的开水，不要喝隔夜的开水或者煮沸时

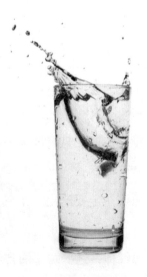

间过长的开水。实验指出，烧开 3 ～ 5 分钟的自来水，亚硝酸盐和氯化物等有毒有害物含量最低，最适宜人们饮用。

并且，隔夜茶也不能喝，因为存放的时间过久，茶中的维生素大量流失，而且茶水中的蛋白质、糖类等物质会成为细菌和真菌繁殖的养料。

一些老人为了节约用水，避免浪费，经常喝剩的开水，久置的白开水中，含氮有机物会被分解成亚硝酸盐，同时，微生物的介入会加速含氮有机物的分解。亚硝酸盐具有与体内血红蛋白结合的能力，会妨碍血液正常的运氧功能。长时间放置的水不仅会导致矿物质流失，还可能含有有害物质，导致身体中毒。

还有的老人会把剩开水重新加热、煮沸，这样的水中亚硝酸含量超标，对人体有益的矿物质也同样会流失。水中的亚硝酸过量，进入人体后，可不同程度地引起人倦怠、乏力、昏迷、全身发绀、血压下降、腹痛、腹泻、呕吐等症状，甚至会引起恶性疾病。

因此，健康饮水，对于我们的身体健康非常有帮助，对免疫系统的正常运转也有益。

3.5 轻断食真的有效吗

　　食物是我们每天都需要吃的，营养也是我们每天都要摄入的。免疫系统是保护我们身体不受外界细菌、病毒侵害的防护墙，要想不让我们的免疫力下降，就需要足够的营养来维持它的正常运行。但是，近年来，轻断食的概念逐渐深入人心，它究竟有没有用呢？

　　断食来源于古老的宗教仪式，算不上医学的新发明。早在《庄子·逍遥游》里，就有"不食五谷，吸风饮露"的记载，也成了后世道家修仙所效仿的榜样。

　　实际上，偶尔断食一两天，不仅对我们的身体无害，还能在一定程度上保护我们的免疫系统。

　　饥饿可以激发我们的免疫系统更新，从而增强我们的免疫力，同时也会激活我们的身体功能。饥饿迫使我们的身体消耗平时储存的葡

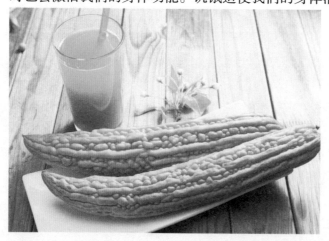

萄糖和脂肪，还会破坏我们体内的白细胞。白细胞数量的减少，又会促使免疫细胞在造血干细胞的帮助下全面更新。这就相当于

对我们的免疫大军进行一次大换血，让那些"老弱病残"提前退休，换上一批年轻力壮的新士兵。即使是老年人也能达到这一效果。虽然断食会饿死体内的一些健康白细胞，但当你重新开始吃饭，白细胞的数量就会立刻回升，而且比之前有所增加。

在断食 8 ~ 12 个小时后，饥饿会启动第一波代谢改变。这时候，身体里的糖已经消耗完了。没有了糖作为第一手能源，身体只能分解脂肪，把分解出的酮体作为能源物质；紧接着，这些酮体会启动神经内分泌传导信号，告诉我们的细胞核，"身体没有能量了，赶紧想想办法"；细胞核收到信号后，会启动一系列的自我保护效应，包括降低蛋白质合成、提高胰岛素敏感性、增加坏细胞的自我清除等。

但是，要想轻断食，也要采用科学的方式，不可盲目进行。

目前我们经常采用的断食方法共有 3 种，分别是完全断食法、不完全断食法和减食法。

完全断食法是我们在保证身体内营养丰富的前提下，每隔一个月断食一次，断食时间为 3 ~ 5 天，在这期间要停止进食，只喝水。但为了保证我们的安全，在断食期间，可以在中间的一天稍微吃点食物。也就是说，这是一次间隔的断食。

如果在断食期间，身体有了不适的反应，要立即停止断食，并恢复进食。总之一切还是要以我们的身体反馈为主，切不可因为断食而让身体遭受更大的损害。

在断食期间，我们可能会以为摄入少，所以要尽可能减少消耗，有些人甚至干脆在家躺着，在断食期间一直睡觉休息。这也是不对的，我们还是要适当地做一些运动，比如散步、慢跑、做体操等。我们还是要保证身体充满活力。

　　不完全断食是一种逐渐减少每日进食量的方法，一直到只吃少量饭菜。这种办法不是完全断食，而是尽可能少吃，只维持人体最低的营养。但这种不完全断食时间也不宜过长，以一个星期为宜，不要超过十天。因为我们每天都需要运动，还是要注意营养的补充，如果时间过长，反而会适得其反。

　　比起前两种，减食法要稍微温和一些，指的是吃饭只吃七分饱，同时少吃含有脂肪的食物。这种方法可以清理肠胃，能对我们的身体进行一次大扫除，也有助于提高我们身体的活力。

　　随着医学水平的发展，科学家对轻断食进行了更深入的了解。轻断食除了可以帮助我们减肥，还可以治疗疾病。研究发现，轻断食既可以控制血糖，逆转前期糖尿病，又能降低血压，还能减少哮喘、关节炎的急性发作。而且，除了身体层面的变化，轻断食居然还能提高记忆力，改善认知功能，对预防和治疗阿尔茨海默病、帕金森病都有一定的作用。

　　而且，从科学的角度来讲，我们也要让我们的身体饿一饿。如果没有饥饿，我们的细胞都吃得饱饱的，它们会做什么呢？

　　没错，你的细胞在吃饱之后，就忙着繁殖。毕竟对于生命来说，繁殖和传承永远是最重要的任务。但是，如果总是忙着繁殖，细胞就会忽略对自身的修复。损伤得不到修复，慢慢积累得越来越多，人也就不健康了。

但是我们也要注意一点，轻断食因人而异，也不是在断食的那天什么都不吃。一般人如果从来没有这种习惯，就要循序渐进，先从慢慢减餐开始，再尝试一天的短期断食，逐步延长。对于那些有心、肺、肾、肠胃问题的人以及老人、孩子、孕妈妈等，尤其是糖尿病、低血糖患者，就不要尝试轻断食了，因为轻断食对这些人的潜在风险很大。

由于完全断食法对身体素质和身体健康水平的要求比较高，因此建议谨慎使用，最好在医生的指导下进行。

从生物演化史的角度来看，保持适量的饥饿也是对我们的身体有好处的，因为在百万年的进化史中，我们的祖先都是这么过来的，我们的身体也是根据长期的生活环境而调整到这一步的。

想一想，我们的祖先哪有我们这样优越的生存环境，很多时候，他们肚子饿了，如果出去打不到猎物，找不到果子，他们就得忍受饥饿。他们长期生活在这样的环境下，身体早已适应了这样的环境。因此，对于一个正常人来讲，时不时让自己感觉到饥饿，并不是一件坏事。

郑也夫老先生在《神似祖先》中说过，我们要想健康，就要活得跟我们祖先差不多。

在这里要提醒一下想尝试轻断食的各位，轻断食禁的是所有固体食物，而不是禁营养，所以我们需要摄入水、蔬果汁以及营养品。禁止只喝水，以免排毒过快，引起头疼。而且，每天要保证足够的休息，还要避免在寒冷季节和大量体力、脑力活动时期进行轻断食。

最后，在禁食前2天只吃生蔬菜和水果，以利于身体各系统适应。断食期间，每天喝8杯蔬果汁（每杯250毫升），但是不要喝橘子汁、西红柿汁、加糖饮料。最好的饮料是鲜柠檬汁，可以将鲜柠檬汁加入温水中饮用。新鲜的苹果汁、甜菜汁、白菜汁、胡萝卜汁、芹菜汁、葡萄汁也是不错的选择。结束断食后，要避免吃白面和硬质、难消化的食物，也不要立即吃熟食。此时胃容量和消化液减少，应该少食多餐，以免肠胃不适应。

3.6　母乳喂养可以提高婴儿的免疫力吗

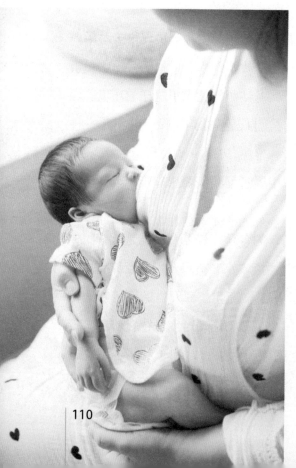

之前也讲过，人每天都会携带大量的细菌与病毒，而且人体内也存在多种微生物，这些微生物都能与我们的身体达成微妙的平衡。

随着生活水平的提升，一些人开始选择用高端奶粉代替母乳。但无论是在国外还是中国，医学届都推荐母乳喂养，为什么呢？

尽管有些奶粉的营养价值与营养成分和母乳比起来差不多，但母乳却能给婴儿提供最基础的微生物。

110

有些生物学家曾经很疑惑，他们研究了母乳的构成成分后，发现其中大部分都是脂肪和糖分的混合，那么为什么哺乳动物们进化出了一套泌乳系统呢？

后来，研究人员发现，母乳中有 200 多种叫作 HMO（母乳低聚糖）的多糖，这是一些相对复杂的糖分。母乳和牛奶对比，HMO 种类要丰富得多，是牛奶的 4 倍，数量上更是多出几百倍。研究者觉得一定是这些 HMO 为胎儿提供了重要养分。但结果却是，婴儿根本没办法吸收 HMO。

这就奇怪了，难道说这里面还有其他的原因吗？

实际上，母乳中的 HMO 喂养的是婴儿肠胃中的细菌。这种细菌食用 HMO 之后，会产出一种化学物质，这种化学物质有助于婴儿的小肠发育。结果就是，母乳喂养的婴儿消化能力更强，拉肚子和患其他疾病的概率低了很多。也就是说，母乳喂养的是婴儿体内的细菌，而细菌又能生产出化学物质，促进婴儿消化系统的成长发育，这就是

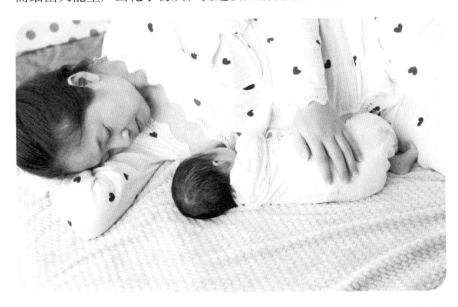

一组良好的共生关系。

出于这种共生关系，人体内的菌群平衡变得非常重要。

我们都知道，自然界的生态失衡会导致环境的破坏。同样的道理，人体内的菌群失衡也会导致疾病，这在之前的篇章中都有讲过。很多疾病都是单个的细菌或者病毒造成的，这种单个入侵虽然不一定好治疗，但我们至少知道从哪下手解决问题。但是大多数疾病都是体内整个菌群发生了变化，问题就变得复杂了。像这种人体整个菌群变成诱发疾病的状态，学术上叫作"生态失调"或者"菌群失调"。比如肠胃炎就是一系列内部和外部因素共同作用的结果，有基因的原因，有感染病毒的因素，有人体内部免疫系统失调的因素，也有外部环境污染的原因，最终所有的因素加在一起，导致整个肠胃的菌群变成生病状态，引发炎症。

人体内菌群多样化的减少，不仅会引发菌群失调的风险，而且会给致病菌侵入人体提供机会。生物学里有一个名词，叫作"定植抗性"，讲的就是如果一个生命体拥有多元化茁壮成长的菌群，就不太会给导致疾病的细菌留下多少空间，所以，菌群存在的本身就构成了对导致疾病的细菌的抵抗。但是，如果菌群种类减少，就可能留下大量空间，不仅可能让危险的微生物入侵成功，而且还会让这些危险的微生物拥有更多的食物，不断成长壮大，填补共生菌群在生态圈中的位置。

比如说，自然分娩和母乳喂养之所以有好处，是因为自然分娩，孩子经过母亲的产道，就能带上母亲体内的细菌。同样，母乳喂养，除了前面提到的吸收大肠菌群喜欢的 HMO 之外，孩子也在接触母亲体内的细菌。孩子最早接触什么样的细菌，是否可能接触更多样化的细菌，对他身体内部菌群的发育是非常有用的。

当然，母乳喂养还有其他的一些好处，比如可以预防四类感染：耳部感染、胃肠道感染、呼吸道感染和坏死性小肠结肠炎。

母乳喂养也可以预防婴儿过于肥胖，因为相比于配方奶喂养来说，母乳喂养时，婴儿摄入的能量比较低，所以体重会更轻，成长速度也更合理。就算是有些孩子吃得特别多，也不用担心，因为母乳具有自己调节的机制。婴儿吃得多，母乳的产量就会相应增加，其中的能量密度就会随之降低。总的来说，无论婴儿吃多少，吃进去的能量是相差无几的。

大多数观察性研究都发现，母乳喂养的学龄期儿童肥胖风险会降低 15%～20%。而且，母乳喂养还与成年后患慢性病的风险降低相关，也就是说更健康。

另外，母乳喂养不仅对婴儿有好处，对妈妈也大有帮助。

其一，能够尽快恢复妈妈的产后状态，因为宝宝的吸吮会刺激妈妈分泌催产素，这种激素能够促进子宫收缩。这就意味着，相比配方奶喂养，母乳喂养可以帮助子宫在产后尽快恢复到孕前大小。其二，母乳喂养可以降低妈妈在更年期患乳腺癌的风险，现在的研究进一步显示，这可能是因为，母乳能让乳腺中有益的菌群更好地生长。同时母乳喂养也对子宫癌和卵巢癌有一定的预防作用。

在婴儿刚刚出生的前几周，婴儿每隔 2～3 小时就需要哺乳一次，且不分昼夜，这对新妈妈的体力是一个巨大的挑战，而且爸爸无法参与其中。新妈妈可以将母乳用吸奶器吸出来，这样可以让家人帮忙喂婴儿。但这种母乳最好不要存放太长时间。

最后，有一点需要注意，婴儿的营养大都从妈妈的母乳中获得，但有一种除外，就是母乳无法提供足够的维生素 D。婴儿配方奶可能也存在同样的问题。宝宝需要维生素 D 来吸收钙和磷。如果人体内缺乏维生素 D，会导致佝偻病、骨质软化等问题。

要补充维生素 D，最方便的办法就是多晒晒太阳，但 6 个月前的婴儿皮肤很脆弱，不宜采用这种办法。儿科专家建议母乳喂养或配方奶喂养的婴儿，出生 1 ～ 2 周后，每天就要摄入 400 国际单位（IU）的液态维生素 D。

给婴儿补充维生素 D 的时候，一定要参考医生的建议，不要超过推荐量。

冷知识：顺产和剖宫产，哪种婴儿的免疫力更高

通过第 2 章，我们已经知道了人体内微生物与免疫力之间的关系，那么问题就来了，顺产和剖宫产，哪个对婴儿的免疫力更有利呢？

如果就这点而言，无疑，顺产要比剖宫产更好。

因为当婴儿经过产道的时候，会不自觉吸收母亲体内的微生物，从而为自己增添一份保障。

母亲的产道中有很多液体，这些液体中又包含了大量的微生物。它们与人类共存了这么久，不会对人体造成伤害。婴儿从这里出来的时候，身体上就会粘上一些。不用担心婴儿会因此生病，因为它们对我们而言都是友善的。但它们

毕竟是外来微生物，会对婴儿的免疫系统产生一定的刺激。一个人的免疫系统，最初就是通过这些外来微生物帮助建立的。

这些微生物会进入婴儿体内，成为婴儿肠道中的第一批寄居者，随后会和婴儿达成共生关系，并一起抵御其他外来的病菌。

尽管顺产和剖宫产的婴儿都会带有母亲体内的微生物，但科学家研究过这两种方式诞生的婴儿体内的菌群差异。这些婴儿的母亲体内的菌群是相似的，但是，顺产的婴儿，通过母亲的产道时，从母亲的产道内获得了大量益生菌，身上的细菌主要是乳酸杆菌和纤毛菌。剖宫产的婴儿未经母亲的产道分娩，身上主要是葡萄球菌、白喉棒状杆菌等组成的菌群。

相对来说，剖宫产的婴儿，错过了第一次微生物植入的机会，因此体内也就缺少了可以作为盟友的微生物，也就没能及时给免疫系统完成最初的训练。他们的免疫系统会更脆弱一些，更容易受到外界病原体的入侵。

这些婴儿很可能在6个月内或者是1岁之内就生病了，而且生病后还得用抗生素治疗，有的时候在2岁之前就已经用过好几次了，本来基础就不太好的体内菌群反反复复地被杀灭，健康的菌群一直没能建立起来。

对于婴儿来讲，如果过多使用抗生素，其实也不是好事。

当然，以上只是就一个点来说的。就算是剖宫产的婴儿，只要照护得当，他的免疫力在一开始会差一点，但对未来并没有太大的影响。

至于是要顺产还是剖宫产，还是要考虑孕妇的其他客观条件以及孕妇自身的意愿。

3.7 食物搭配的小建议

讲了那么多吃的，这节就来推荐一些对免疫力有好处的食物搭配。

一般来说，我们每天吃饭，都会吃到不同的食物，而食物与食物之间也不是随意搭配的。万一搭配错了，不仅会让食物失去本来的营养，还会对身体造成伤害。正确的搭配不仅能让我们吃得舒心，获得更好的营养，还能对我们的免疫力有益。

我们要均衡饮食，尽量保证每天都吃 1 个鸡蛋、50 克豆类、100 克瘦肉、150 克水果、250 克牛奶（或豆浆）、300 克粮食、450 克蔬菜。

之前也讲过，我们要让食物多元化，要尽可能丰富一些，多选择一些食物的种类。

　　以下是一些比较常见也比较容易获取的食物搭配，也是能提升我们免疫力的食物搭配：

鱼+豆腐

　　作用：补钙，可预防多种骨病，如儿童佝偻病、骨质疏松症等。

　　原理：豆腐含大量钙质，若单吃，其吸收率较低，但与富含维生素 D 的鱼肉一起吃，对钙的吸收与利用能起到更佳的效果。

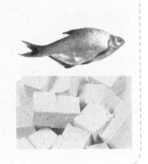

猪肝+菠菜

　　作用：防治贫血。

　　原理：猪肝富含叶酸、维生素 B_{12}，以及铁等造血原料，菠菜也含有较多的叶酸和铁，两种食物同食，一荤一素，食补效果加倍。

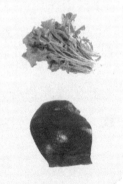

羊肉+生姜

　　作用：冬令补虚佳品，可治腰背疼痛、四肢风湿疼痛等。

　　原理：羊肉可补气血、温肾阳，生姜有

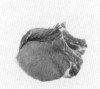

止痛、祛风湿等作用，二者同食，生姜既能
去腥膻等味，又能有助羊肉温阳祛寒。

鸡肉+栗子

作用：补血养身，适于贫血之人。

原理：鸡肉可以造血疗虚，栗子重在健
脾。栗子烧鸡不仅味道鲜美，造血功能更
强，尤以老母鸡烧栗子效果更佳。

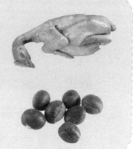

鸭肉+山药

作用：补阴养肺，适于体质虚弱者。

原理：鸭肉补阴，并可消热止咳；山药
的补阴作用更强，与鸭肉伴食，可消除油
腻。二者同食可以很好地养肺。

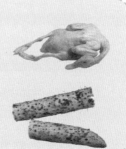

醋+香蕉

作用：能降血压，平稳血糖，抑制高胆
固醇。

原理：每天吃两次"醋＋香蕉"可以增
强白细胞功能，提升免疫力。

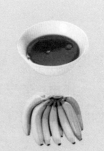

瘦肉+大蒜

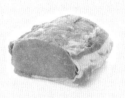

作用：促进血液循环，消除身体疲劳、增强体质。

原理：瘦肉中含有维生素 B_1，与大蒜中的大蒜素结合，不仅可以提高维生素 B_1 的析出量，还能促进血液循环，并消除身体疲劳，增强体质。

芝麻+海带

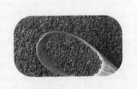

作用：美容，防衰老。

原理：因为芝麻能改善血液循环，促进新陈代谢，降低胆固醇；海带则含有丰富的碘和钙，能净化血液，促进甲状腺素的合成。二者同食则有美容、抗衰老的作用。

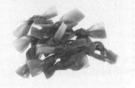

豆腐+萝卜

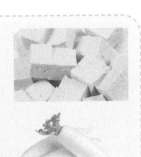

作用：有利于消化。

原理：豆腐富含植物蛋白，脾胃弱的人多食会引起消化不良，而萝卜有很强的助消化能力，二者同煮可以使豆腐的营养被大量吸收。

红酒+花生米

作用：对心脏有益。

原理：红酒中含有阿司匹林的成分，花生米中含有益的化合物白藜芦醇，二者同吃能预防血栓形成，保证心血管健康。

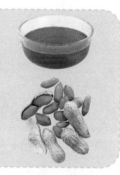

大豆+大蒜

作用：让免疫力倍增。

原理：医学界的一项最新研究表明，大豆配合大蒜，能增强免疫力，具有一定的防癌效果。

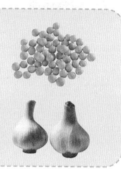

我们正确、巧妙地搭配食物，既能达到营养互补、增强营养保健功效的目的，又能避免食用相克、不宜搭配在一起的食物，从而保证我们的饮食对健康无害，何乐而不为呢？

3.8 我们什么时候需要营养补充剂

现在的很多人比较繁忙，也不太注意日常的饮食，如果缺了什么就直接用营养补充剂进行补充。甚至，极端一点的情况，有些人为了减肥，直接吃一些营养补充剂，其他都不吃，这样做的效果真的好吗？

首先，我们要明白一点，营养补充剂，是用来弥补正常饮食中缺乏的特定营养素的补充品，可能含有一种或多种膳食成分，如维生素、矿物质、草本（草药）或其他植物、氨基酸等。人们服用营养补充剂，主要有两个目的：一是满足身体功能的基本需要，如孕妇、老人等因特定生理时期而需要补充更多营养；二是降低罹患疾病的风险，这是出于对一些疾病的担忧而提前预防的养生举措。

因此，营养补充剂只能起到辅助作用，不能当作我们日常营养的来源与药物。

其次，就算是营养补充剂能代替主食，这样做对我们的身体也并无好处，可能还会带来伤害。

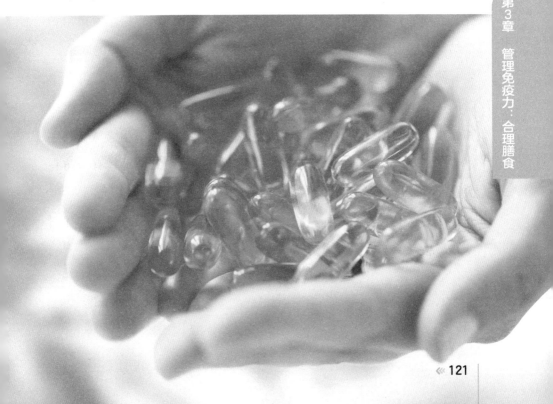

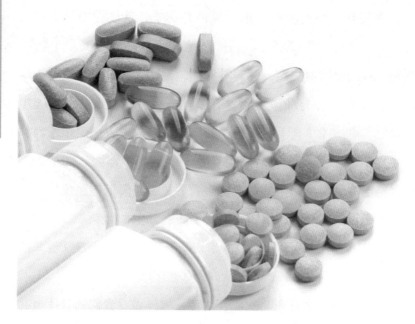

　　2019 年，国际权威医学期刊刊登了一项研究，打破了人们对营养补充剂的盲目崇拜，基于对国外成年人的长期随访，科学家得出一个结论，即服用营养补充剂与降低死亡率之间并不存在明显的联系。

　　研究人员进行了临床试验，他们从全球收集了近 100 万份受试者的数据，研究了 16 种维生素、矿物质等营养补充剂与心血管疾病和死亡之间的相关性。结果发现，包括复合维生素、维生素 A、维生素 C、维生素 E、维生素 D 在内的多种营养补充剂，都不具有预防心血管疾病或延长寿命的保健效果。

　　如果确实需要营养补充剂，一定要谨慎挑选，千万不要购买"三无"产品，关于如何选择营养补充剂，有以下几点建议：

1.使用营养补充剂时，要明确种类和合适的剂量。如果自己不清楚应该选用哪些种类，也不知道使用多大剂量，可以先咨询营养师或医生，听从他们的专业指导。

2.营养补充剂是食品，不是药，不能直接用来治疗疾病。使用营养补充剂的目的在于维持身体的营养均衡。如果某些营养补充剂的效果被宣传得十分夸张，要提高警惕。

3.不要盲目选购，要学会看营养成分表和标识。购买某种营养补充剂之前，应该充分了解其成分和属性，选择适合自己的产品。

4.建议首选带有"蓝帽子"标志的营养补充剂。"蓝帽子"也称"小蓝帽"，是我国保健食品专用标志，带有"蓝帽子"标志的产品，就是得到了原国家食品药品监督管理总局批准和认证的合格产品。

5.选择正规厂家生产的营养补充剂。

因此，营养补充剂具有一定的功效性，但也存在一些不确定的危险性，在证据不充分以及营养素之间的交互作用不明确的情况下，建议不要盲目使用。

无论如何，好好吃饭才是健康生活的根本，如果需要额外补充营养，也应该在医生或专业人员的指导下进行。

3.9 保健品为什么听起来那么神

对于大部分正常人来说，其实没有必要吃保健品。一般只要注意饮食搭配，勤锻炼，定期去医院体检，多听医生的建议，就没有吃保健品的必要。

保健品不是药，可以吃，但不能代替药的功能。有些保健品会故意宣称自己的产品可以治疗某种疾病，这种话别信，如果我们的身体出了问题，还是得去医院。就算是要吃保健品，也要在专业人员的指导下进行，不要自己盲目食用。

举个例子，比如说，某种深海鱼油为了提高销量，产品介绍上会

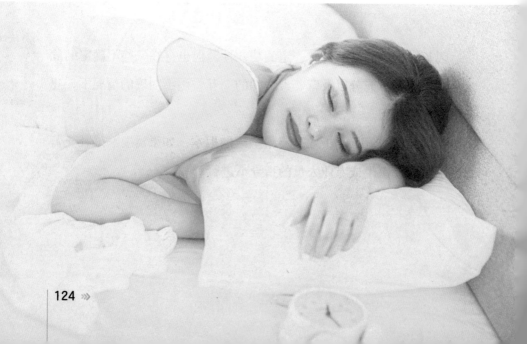

有这么一段话，大概意思就是深海鱼油可以治疗卒中、高血压，可以降低胆固醇，预防心血管疾病，还可以预防阿尔茨海默病。这么一听，很多人都会觉得这种保健品很神奇。对这样的保健品，大家不要盲目相信。

可能会有朋友疑惑，难道这个世界上就真的没有奇药吗？为什么我们总是能听到一些医学奇迹呢？

首先，我非常理解很多朋友对健康的担忧，与对疾病的恐惧。但是，这是一个听起来比较悲观的事实。在这个世界上，奇迹会有，但未必会发生在你我身上。

目前，科学家对人体的了解并不充分，因为人体真的是一个非常复杂的机体。科学家都是小心翼翼的，因为这关系到我们每个人的生命。因此，他们在得出一个结论之前，必定是做了充分的准备，不会因为有这个可能，就将结果大肆宣扬。

我们要知道，目前的很多疑难杂症，最新的科学也拿它们没办法，但是不要紧，我们身体内有着更神秘且强大的免疫系统。我们只要保护好它，就能抵御很多风险。

其次，也有人会说，自己本来有高血压，吃了一款保健品，后来去医院检测，血压果然降下来了，还特别稳定。

有些保健品，其中会掺杂一些药物，比如将一些降血压的药掺入到保健品中，然后宣称自家的保健品可以治疗高血压，且无任何不良反应，价格比医院里的常规药要贵出几倍甚至几十倍。一个高血压的人，吃了这样的保健品，血压自然会降下来。但真正起作用的是掺入

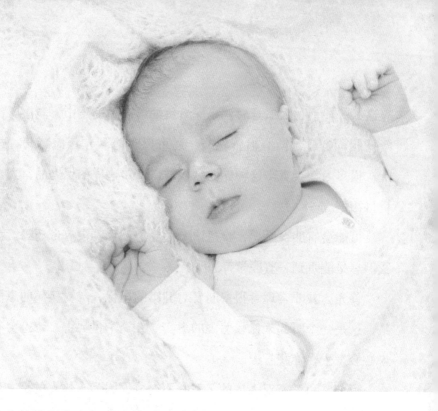

保健品中的降压药，而不是保健品本身。

　　很多人不知道其中的内情，就会被无良商家欺骗。

　　因此，最好的办法还是去医院询问专业的人员，身体是我们自己的，要懂得爱护，任何吃进嘴里的东西以及一切进入身体内的东西，都要验明真假，好好看一下成分。一般保健品的成分里只会写一些含糊不清的内容，因为我国对于保健品的监管目前还不完善，但是对药品的监管非常严格，任何药品的说明书上都会标明其成分，甚至还有化学分子式。就连中医也是如此，医生都会将药方发挥的作用讲得明明白白。

　　最后，我们人体的免疫功能非常强大，许多病甚至不需要我们去管，过一段时间后就能自愈。甚至有些保健品之所以对人体有效果，是因为存在"安慰剂效应"。

所谓安慰剂效应，简单来讲，就是你认为这个东西有效，哪怕它只是一团面团，也会起一点作用。

因此，我们也无法分清究竟是保健品本身起了作用，还是因为我们相信它有用，从而导致了安慰剂效应被放大，它就真的对我们有用。若是如此，那么起作用的也不是保健品，而是我们心中的信念。

总的来讲，就是天天要活动，饮食有节制，日日好心情，生活不焦虑。保持良好的心态，注意均衡饮食，好好锻炼，比一切保健品都有用。

不要迷信保健品，我们该相信的是我们自己，是我们自身的免疫系统。

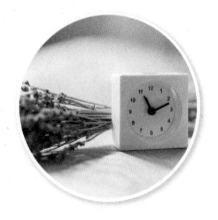

第 4 章

管理免疫力：健康生活

4.1 睡觉为什么能提高免疫力

我们经常会听到一句话，好好睡觉可以提高免疫力。那么睡眠是如何提高免疫力的呢？

一个医学杂志曾经发表过一篇研究文章，详细说明了睡眠治疗感冒的具体原理。简单来讲，睡觉时，我们的身体处于修复状态，免疫系统受到的干扰就小，因此可以专心致志地对付外来入侵者。

具体来说，在消灭流感病毒或其他病毒时，我们所熟知的 T 细胞是非常重要的一类免疫细胞。它们是从骨髓里的造血细胞分化出来的，第一步分化成多能祖细胞（MPP），接着分化成共同淋巴样祖细

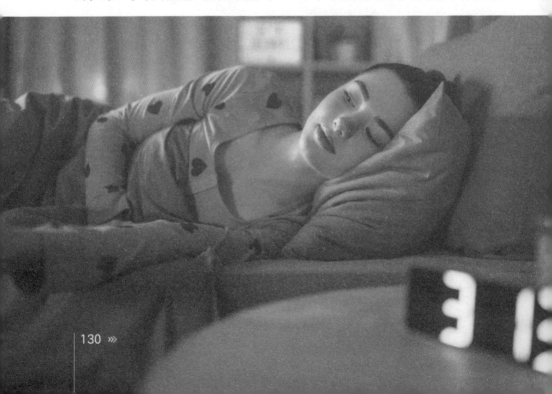

胞（CLP），接下来有 3 条途径可以选择，一条是 T 细胞，一条是 B 细胞，一条是自然杀伤细胞。

部分选择进入 T 细胞分化途径，它们离开骨髓进入血液，随后进入胸腺，在那里成为早期的胸腺祖细胞（ETP）。从概率上来说，100 个 T 细胞进入胸腺，最终只有 2 个可以顺利成熟，然后再从胸腺出来，进入身体各处的淋巴。

从胸腺出来的 2% 的细胞到了淋巴之后还会继续分化为辅助性 CD4+T 细胞、调节性 TCD4+T 细胞、自然杀伤 T 细胞、记忆性 T 细胞、细胞毒性 CD8+T 细胞等很多类型。

CD8+T 细胞被称为"杀手 T 细胞"，它对免疫力的影响特别大。因为它是应对外来入侵病原体的主力，在与外来入侵者作战的时候，还能分泌出几种细胞因子，简单来讲就是信号物质，用来影响其他几种免疫细胞，比如巨噬细胞和自然杀伤细胞。

CD8+T 细胞与外来入侵者相遇的时候，会和外来入侵者缠斗在一起，抱紧外来入侵者后开始释放穿孔素、颗粒酶、溶解素，这些素和酶会破坏入侵者原有的蛋白质功能。外来病原体被它缠上后，就会被执行细胞凋零程序。

杀手 T 细胞之所以能够识别出外来入侵者，主要靠它表面的结合蛋白。这种结合蛋白的作用有点像细胞表面的受体，有识别敌我的功能。

研究发现，在睡眠和非睡眠状态下，杀手 T 细胞被激活的程度有着明显的区别。

在这项研究中，研究人员召集了一批志愿者。其中，有一组是按时睡觉的人，另外一组则是经常熬夜的人。研究人员检测这两组人血液中杀手 T 细胞结合蛋白的活化水平，结果是，按时睡觉的一组人，T 细胞结合蛋白的活化水平远高于经常熬夜的一组人。

按时睡觉的那组人，他们在早上 6 点还熟睡的时候抽血和晚上 6 点正精神的时候抽血，血液中杀手 T 细胞结合蛋白的活化水平，也是睡觉时远高于清醒的时候。

研究人员猜测，人在清醒的时候，为了维持正常的身体活动，身体各个功能都保持运转，太多来回传递的信号物质在身体里流动，这些信号会扰乱杀手 T 细胞的激活信号。随后，研究人员测试了志愿者的肾上腺素、前列腺素、腺苷等信号物质，发现确实如此。

这些信号对杀手 T 细胞的激活干扰是这样的，它们会激活杀手 T 细胞表面上的一些特殊受体，这些受体又会直接抑制杀手 T 细胞上结合蛋白的活化水平，导致 T 细胞上的结合蛋白无法形成对入侵病原体的抓握能力，于是它在面对敌人的时候，战斗力就会大大减弱。

为了验证这个猜想，研究人员在人处于睡眠状态的时候，额外注射了肾上腺素、前列腺素、腺苷等物质。虽然那些人仍然处于睡眠状态，但杀手 T 细胞的结合蛋白的活化水平还是被大大削弱了。

换句话讲，在我们睡觉的时候，身体的其他功能进入了低活跃状态，免疫系统在这个时候才能更好地与敌人作战。

睡眠不足的危害

高血压 ＋ 抑郁症 ＋ 肥胖 ＋ 易怒 ＋

第二天精神萎靡 ＋ 易患肿瘤

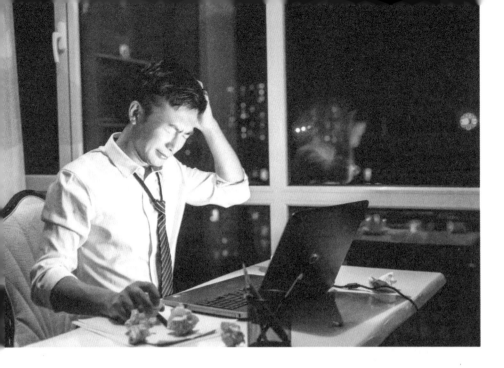

　　因此，睡眠对于我们来讲尤为重要。如果一个人经常睡不着觉，或迫于工作压力要熬夜，这会带来一些精神问题，譬如易怒等。睡眠不足的人患高血压、抑郁症、肥胖等慢性病的风险更高，同时肿瘤的发病率和死亡率也比其他人高。人在非睡眠的状态下，免疫系统也无法发挥其本身该发挥的全部能量，也会导致免疫力下降。

　　同时，熬夜也会加速身体各个器官的衰老过程，比如肠胃衰老，主要表现为消化不良、胃胀气、胃疼、胃酸甚至胃溃疡。胃是我们身体内比较敏感的器官，熬夜易使胃酸分泌过多而诱发胃溃疡，同时，熬夜的时候抽烟、喝茶、喝咖啡对胃黏膜也有不良的刺激。

　　大脑的衰老也是一件不容忽略的事，主要表现为记忆力下降、反应迟钝、头痛头晕等。在睡觉时，我们身体的各个器官处于恢复的状态，很多白天死掉的细胞会在这时得到补充。大脑在睡眠中修复负责记忆的细胞，如果得不到充分的休息，这部分细胞的损失就会越来越大。

　　经过漫长的进化，夜晚是人类睡眠的时间，也是人体生产新细胞的高峰时间。熬夜会让身体持续处于消耗状态，免疫系统抵抗外界影响、修补体内组织的工作就要加倍。据调查，成年人连续 3 个晚上不能保证 7 ～ 8 小时的睡眠，免疫力就可能降低近一半。

因此，每天保证充足的睡眠，对我们的身体健康来讲尤为重要。当然，很多人由于工作等原因难以保证每晚都能有充足的睡眠，那么在白天午休时，小睡一会儿，对我们的身体健康也有作用。

简单来讲，我们不能让身体一直处于紧张状态，要学会休息，不要熬夜，晚上尽可能保证充足的睡眠，让我们的免疫系统得到更好的修复，从而始终有一支战斗力强悍的免疫细胞队伍，为我们的健康保驾护航。

4.2 情绪可以影响我们的免疫力吗

一个人的情绪可以影响他身体健康的程度，想必这点，大家都很清楚。哪怕是轻微的情感变化，都可能给我们的身体带来影响。

在情绪激动时，我们的血压会升高，肾上腺素也会飙升。如果频繁出现这种情况，就会对健康造成伤害，同时也会降低我们的免疫力。"气死啦"是许多人都会用到的口头禅，在现实中，生气确实可能对人的身体产生不良影响。

我们的免疫系统其实并不是独立与分离的系统，在某些情况下，我们的免疫系统与神经系统和内分泌系统是有关联的。因此，神经系统和内分泌系统的紊乱，会影响到免疫系统，这也是坏情绪会影响我们免疫力的根本原因。

激烈的情绪对免疫力的最大影响在于会造成身体内的免疫失调。比如，有重要亲人朋友去世，以及离婚等人生重大事项，对男性和女性的影响都很大。有研究显示，离婚后的男性显示不正常的对 EB 病毒的抗体反应，离婚后的女性除此之外还有自然杀伤细胞活动的降低，以及重要免疫细胞 CD4 细胞数目的减少。

另外，心理情绪的波动也与身体免疫性疾病有着较高的相关度。比如，在紧张的情绪下，女性类风湿关节炎的发病率就会明显增加，同样的影响也可见于系统性红斑狼疮及多发性硬化症患者。

因此，为了保证身体健康，我们应该学会适度地控制情绪，不要让自己的情绪失控。

人在愤怒的时候，无论是压制怒火还是宣泄怒火，都是不好的。

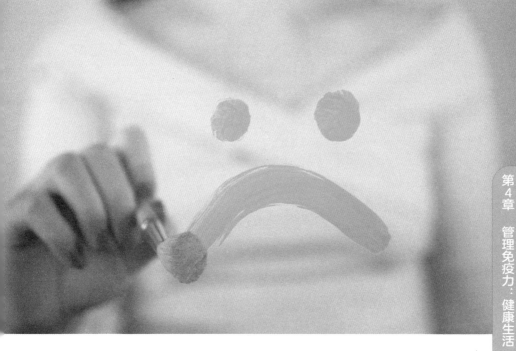

女性如果在冲突中压抑自己的怒火，那么她死于心脏病、卒中或癌症的风险将会提高 2 倍。如果是宣泄怒火，尽管怒火只维持几分钟甚至更短，在这之后，人的情绪会逐渐平稳下来。但是在发怒的那几分钟，由于肾上腺素水平突然大幅增高，血压升高、心率加快，对超过 50 岁的人来说，突发心脏病或卒中的概率会高出 5 倍。另外，一些不明显的发怒症状，比如急躁、易怒、牢骚等，也同样会损害健康，因为这时我们的免疫系统处于抑制状态，会更容易感染疾病。

除了愤怒，嫉妒也是影响我们身体健康最重要的一个情绪之一。嫉妒的感觉往往很强烈，会令人感到痛苦，也很难控制。在产生嫉妒的时候，其他的一些情绪，诸如恐惧、担心、愤怒也会相伴而生。这几种情感会给人带来一种压迫感。嫉妒持续燃烧的话，人通常血压会

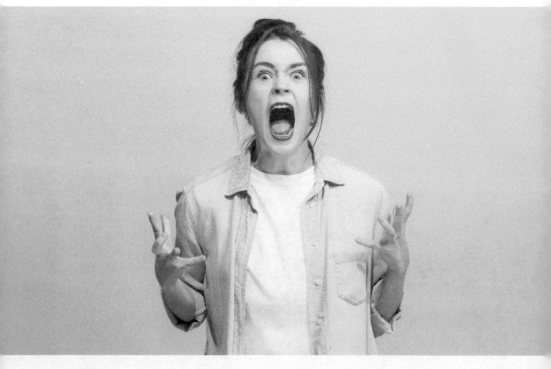

升高、心跳加快、肾上腺素分泌增多、免疫力变弱、陷入焦虑、失眠，甚至抑郁的状态，影响身体健康。

比起压抑情感，适量地宣泄情感给人带来的危害可能更小。一般来讲，女性的平均寿命要比男性长，这当然有很多种因素，但其中一种因素就是女性更善于宣泄情绪。她们的情感更脆弱，也更容易哭泣，哭泣确实会释放体内的情绪。

有研究表明，我们因为动情而哭和因为闻到一些刺激性的味道而落泪，两者是完全不一样的。当我们因情而哭时，我们的身体会伴随着压抑情绪而分泌更多激素和神经传递素。如果这种物质长期待在我们体内，会导致我们陷入紧张状态。身体的各个功能会进入警戒状态，免疫系统会因此而受到干扰，从而使得我们的免疫力变差、记忆力变差和消化功能变差。

所以，心理学家也总在说，让我们学会适当地释放情绪，而不是总将它们压着。

积极乐观的心态也有助于我们的心态修复，提升免疫力。

精神愉快与悲伤苦恼可以导致两种不同的心理与生理过程，悲伤忧郁会使机体激素分泌发生变化，引起生理功能紊乱，减弱机体的免疫力，而积极乐观能提升我们的免疫力。

古人很早就明白这个道理，《黄帝内经》记载，"人之性情最喜畅快，精神最宜焕发，如此刻刻有长春之性，时时有长生之情"。心情舒畅，不仅可以祛病，还可以长寿。因为乐观开朗的性格和积极向上的心态，能让人感到舒适、放松，不仅让生活有滋有味，还能提高人体的免疫力。

因此，在生活中，一方面，我们要远离消极负面的情绪，不让自己陷入内耗和情绪拉扯。另一方面，我们要努力做一个积极的人，或许我们可以试着想一想，免疫系统一直在为我们工作，维持着我们的身体健康，作为主人，我们也不应该让它太过劳累，也应该为它分担一点压力。

对生活心存感激，无论是拥有一个贴心的伴侣，拥有一定的成就，还是自己还活着这个事实本身，这种感激之情可以增强免疫功能，降低血压，令整个身体更加健康。

但是，人毕竟是有着七情六欲的生物，要想一辈子没有情绪也是不可能的，因此，适当地释放情绪也是好的。有情绪时，我们切记要发泄出来，不管选择哪种途径，都比憋在心里好一些。

总而言之，当遇到不愉快、倒霉的事时，感官会将这些刺激上传至大脑，让它产生与之相应的不愉快的情绪，在脑中形成一个优势中心。如果我们老想不愉快的事，那么不愉快的信息还会不断传入大脑，不断加强优势中心，"气"会越生越重。如果我们转移一下心理活动方向，比如去看一场电影、听一段乐曲或去游泳，新的愉快信息的传入，就会抑制不良情绪优势中心的形成。注意力转移了，生气的情绪便会在不知不觉中烟消云散。

其实，我们身体内的免疫系统也很害怕我们的负面情绪，如果只是偶然性的，免疫系统还能忙得过来，但若是我们动不动就生气，那么我们的免疫系统就会很无奈。

冷知识：笑是如何增强我们免疫力的

当我们发自内心开怀大笑的时候，我们的身体其实发生了许多变化。

研究人员发现，当我们真诚地笑时，我们的肌肉会得到放松，不再那么紧张，那些会引起我们激素分泌和低血压的因素也会减少，同时，我们体内血液中的含氧量也会增加。心血管专家还证实，笑声能使人卸去多余的压力，保护血管内壁，从而减轻心脏病发作的概率。当人哈哈大笑时，会调动身体内超过 400 块肌肉，因而还能有效消耗热量。有研究人员估计，大笑 100 次相当于划船 10 分钟或骑车 15 分钟的有氧运动量。

当然，大笑也能提升我们的免疫力。

大笑可以减少我们体内的皮质醇，这是一种类固醇激素，属于糖皮质激素类。它能通过增加糖异生，抑制免疫系统。当我们感到满足与快乐的时候，大脑内就会分泌出有助于缓和精神紧张的内啡肽。这种物质可以使机体的抗病能力增强，并能极大地活跃体内的免疫系统，从而有利于防病治病。

其实就算是不知道以上这些原理，我们从生活经验中也可以知道，愉悦的心情对我们的健康有益。俗话说，笑一笑，十年少，说的也是这个道理。现在我们也会说，爱笑的人，运气不会差。

总之无论如何，爱笑的人，免疫功能不会差，这倒的确是真的。

4.3 体温与免疫力之间有什么关系

我们健康人体的温度一般维持在 36.5～37.1℃，然而近几年的研究发现，随着时代的发展，我们的体温正变得越来越低，甚至有些女孩子的体温已经下降到了 36℃。同时，在大城市中，有畏寒证的女性日渐增多，一些人的体质也似乎变差了。

除了一些客观原因外，这和我们的免疫力也有关系，总的来说，体温会影响我们的免疫力。

以生病为例，有些人生病了，会发热。发热是因为免疫系统正在工作，正在战场上与敌人厮杀之际，企图通过升高人体温度，提高战场整体温度来杀死病原体。有研究人员发现，当人体温度达到 41 ～ 42℃时，我们体内的大部分病原体会陷入死亡或停止增殖状态。

以前，医生就曾人为地使人感染疟疾来治疗当时无法治愈的梅毒。现在，在面对一些小毛病的时候，临床医生也会让一些病人不要轻易退热，因为发热的状态可以杀死很多细菌。而且，发热疗法在西医治疗癌症中有应用。他们认为，在 41℃以下人们可以获得发热带来的若干好处，并且能提高免疫力。因为体温每上升 1℃，白细胞的活跃性便会随之提高，免疫力就会提升 5 ～ 6 倍。

当然，体温肯定也不是越高越好，如果持续发热的话，还是要去医院看一下，吃点退热药。就算是要用发热疗法，也要在医生的监督下进行。

与此同时，体温下降对我们的身体也毫无益处。因为，我们的体温每下降 1℃，我们体内酶的活力便会降低 50%，在这样的情况下，

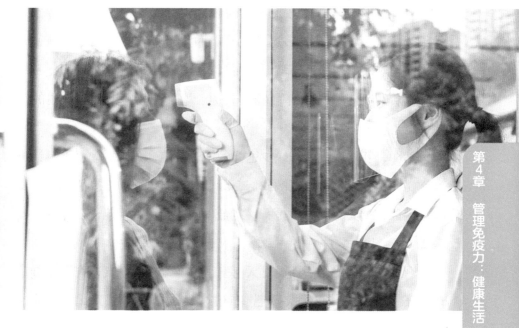

人会很容易感到疲惫。除此之外，体温每下降 1℃，白细胞的免疫力就会减少 37%。

对于一些体温低的人来说，在换季时期，他们会比平常人更容易感冒。

较低的体温也会影响自主神经功能，让激素失去平衡，所以女性月经不调或有经前综合征，可能与体温低有关。而且，低体温不易消耗热量，会让细胞的新陈代谢减慢，皮肤变差，体温每下降 1℃，基础代谢量会减少 12%，消耗热量的能力就会变弱，所以就算吃相同的食物，低体温的人也比体温正常的人容易发胖。低体温的人，手脚等末梢血管会紧缩，血液不易流通，更会因为心脏输送血液的力量减弱，使得全身的血液循环变差。

有人说，现代人的体质相比古代人要差一些，这或许有一定的道理。古代人的生存条件远没有我们好，他们也没有相应的电器，夏天没有空调，生产方式比较原始，还要因为自身生存而在外面劳作。他们流的汗远比我们要多得多，他们的体温也比我们高。进入秋天之后，随着天气变凉，环境温度逐渐降低，这对他们来讲反而是一件好事，可以促进他们身体的物质代谢，增加产热，提高对低温的适应力。

然而，我们现代人却缺少这样的锻炼环境，一到夏天恨不得钻进空调房。习惯了空调温度的我们，到了秋天对风寒的抵抗能力就会变差。因此，秋天穿秋裤也是有一定道理的，要注意不能让自己的体温降低。

现在，我们的生活环境夏天有空调，冬天还有暖气，在温度舒适的屋子里待久了，出去突然遇冷或遇热，身体就会感到无法适应，这样的情况在古代人身上不大可能会出现。再加上现代人普遍缺乏运动，更容易使体温偏低，导致免疫力下降。

再者，现代人体温降低，与缺乏运动有关。体温是由体内产生的热量与散发到外界的热量二者之间的平衡决定的。人在安静状态下产生的热量中，骨骼肌产生的占20%，肝脏产生的占 20%，大脑产生的占 18%，心脏产生的占 11%，肾脏产生的占 7%，皮肤产生的占 5%，其他产生的占 19%。至于散热，皮肤散发的热量占到 70%，其他的热量散发包括肺部呼出二氧化碳、消化系统对食物和吸入的气体进行加热、大小便的排泄等。我们的体温最终是通过产热与散热来实现平衡的。

现代人生存的条件比古代人好了不少，但内心的压力和面临的挑战却比古代人更大。一些人因为在办公室里办公，坐着的时间比较多，身体的肌肉含量会因此而减少。肌肉是人体产生热量最大的器官，肌肉减少的话，体温、基础代谢及免疫力都会随之下降。

古代人没有我们今天这么多交通工具，反而让他们做什么都要靠自己的脚力，比如出去买个东西、走访亲朋好友、上京赶考等。他们也没有我们今天这般舒适的居住环境。

因此，适当的运动可以让体内产生更多热量，能强健体魄，调节人体的免疫功能，提高机体的抗病能力。人体内的免疫细胞，特别是其中的自然杀伤细胞，能预防病毒侵袭，它可以通过运动来促进分泌。而且，增加肌肉可以促进人体血液循环和新陈代谢，提高免疫力。尤其是那些手脚发冷，或者手脚发热但腹部冰冷、容易流汗和容易出现水肿的人，尤其应该多运动来提高免疫力。

因此，动起来也是可以提升免疫力的一种手段。

毕竟，生命在于运动嘛！

4.4 按摩可以提升免疫力吗

现在很多人都喜欢按摩，按摩可以疏通经络，能让身体保持健康。按摩一些特定的穴位，也能激活人体细胞，提升免疫力。

中医里有这样一句话，凡是患癌症的人都是小腿经络不畅通的人。当然小腿经络不畅通不一定就会患癌症，但是患癌症的人小腿经络都是不畅通的。另外，小腿经络不畅通还会导致疾病高发，像银屑病、白癜风、鱼鳞病、强直性脊柱炎、高血压、高脂血症、高血糖、糖尿病、卵巢囊肿、子宫肌瘤，子宫内膜厚、宫寒、痛经、月经量少等症状也都与小腿经络不畅通有很直接的关系。

打通小腿经络可避免患癌症最根本的原因就是可以促进气血循环，很多人都不能理解这句话。实际上，人的经络只要是真正畅通的，就很少会生病，其中包括癌症。很多人之所以生病，可能正是因为某一条经络不通了。因此，经常按摩小腿，或许能降低患癌症的风险。

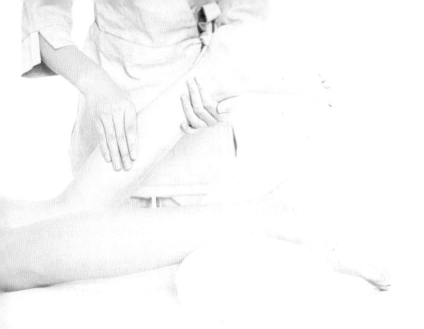

有人将小腿肚称为人体的第二个心脏，因为人体约有70%的血液会集中在下半身，由于地心引力的关系，人体的下半身血液回流到心脏相对较慢，而小腿肚就像人体的一个气血发动机，能够加快气血回流，将血液送回心脏，以促进全身的气血循环。因此，小腿部位越健康，人的血液回流到心脏的速度就越快，人也就越健康。

我们可以来摸一摸自己的小腿肚，一般来讲，每天都睡得很好的人，小腿肚摸起来会温暖、柔软、有弹性。相反，身体不适、常常觉得这里痛、那里痛，或者内心烦恼很多、压力很大的人，小腿肚摸起来会冰冷、缺乏弹性、僵硬、肿胀、肌肉里有硬硬的肿块、手指按压后有明显痕迹。

通过小腿肚，还能发现你身体有哪些地方不好。例如：

1. 血压比较高的人，小腿肚会膨胀变得硬邦邦，而且容易发烫。

2. 患有腰痛、肩膀酸痛、头痛、糖尿病等宿疾，或是烦恼很多、压力很大的人，小腿肚大多会水肿得很厉害，肌肉内部有硬块，轻轻一压就会感到剧痛。

3. 小腿肚热热的，但不僵硬，表示会有急性发炎、感冒等。

4. 小腿肚冰冷且僵硬，预示有妇科疾病、自主神经失调。

5. 小腿肚冰冷，但触感柔软，预示有糖尿病的可能。

6. 小腿肚冰冷、柔软，但没有弹性，预示可能会有肾病。

7. 如果小腿肚经常水肿，表示血液循环很差，也很容易形成血栓，血栓像塞子一样，一旦阻塞在血管里，血液便无法继续流通，严重的话会造成猝死。为了避免出现脑梗死，一定要养成按摩小腿肚的习惯。

按摩小腿肚，能加速全身的血液循环。这里，教大家一个按摩小腿肚的小技巧，也是非常重要的 5 点：

1. 一定要"从跟腱往膝盖后侧"方向按摩，才能促进血液回流至心脏，跟腱往膝盖后侧，大概位于我们的脚后跟上面一点点的地方，这里也是我们肌肉最有力的地方。

2. 搭配腹式呼吸，手指按压时吐气、将肚子往内缩，手指放松时吸气。节奏不能太急，要缓慢进行。

3. 按压时必须保持"有点痛但可以忍受"的力道。小腿肚僵硬的人可先从"摩擦"开始，不宜勉强忍痛，手不能用力过度。按摩时保持笑容，才能缓解肌肉紧绷。

4. 不限时间、地点、每天按摩次数。感到疼痛、难受时，千万不能勉强自己，必须立刻停止。洗澡后趁小腿肚温热时按摩，效果会更好。

5. 按摩后会变得容易流汗或排尿，因此，按摩前后请多补充水分，最好喝温开水。

另外，压力和紧张的情绪会堆积在腹部。中国的五行学说认为，每个器官都有主导的情绪：肝主愤怒；胆主易怒和犹豫不决；胃和脾主担忧；肺主悲伤；心主喜悦；肾主恐惧和创造力。从心理、身体和精神的角度看待健康，是当下大多数整合健康学说的观点。当我们把情绪引入疗愈中，就能很清晰地认识到负面情绪对身体造成的伤害。

总而言之，在没事的时候，经常按压一下我们身体的各个部位，尤其是要保证经络的畅通，也能提高我们的免疫力。

《黄帝内经》中记载，经络具有"营阴阳、行气血、决死生、处百病"的作用。简单来讲，经络就像是运行在我们人体中的"公路"，这些公路"四通八达"，连接着身体的各个部位，只有在"公路畅通"的时候，体内正气也就是免疫力才能处于"平稳"状态，身体"正常"运行，就不易生病；反之"公路拥挤"，免疫力就会受到

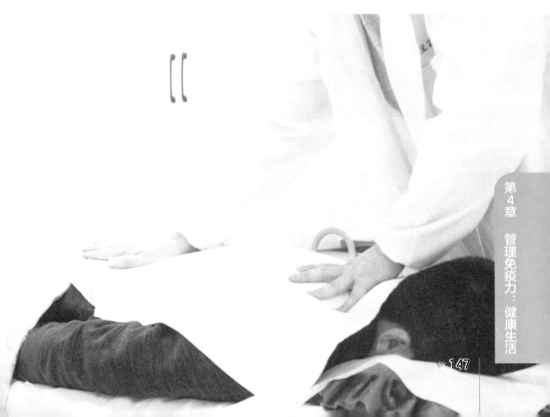

干扰，能力就会减弱，各种疾病就会"乘虚而入"。

由此可见，经络不仅是身体的重要组成部分，还关系到我们的健康状况。平时，我们就可以保持经络这条"公路"的畅通。没事的时候给自己按一按，只要坚持下去，我们的免疫力就能增强。

4.5　哪些坏习惯会导致免疫力受损

想要让自己拥有健康均衡的免疫力，一方面，我们要养成有助于提升免疫力的好习惯；另一方面，也要努力戒除一些有损于健康的不良习惯。

有些坏习惯，比如抽烟、喝酒大家会有意地去克服。可是还有一些习惯，是我们不太注意甚至不知道的。但是这些日常生活小细节，如果我们长期不注意，就会严重危害身体健康。

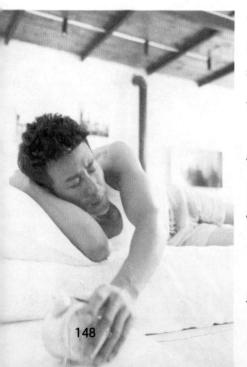

那么，究竟哪些有损免疫力的坏习惯是需要我们特别注意的呢？这里介绍12种日常生活中容易被大家忽视的坏习惯，希望能够引起大家的警惕。

第一个是睡眠质量差，爱睡懒觉。

睡懒觉是现在很多人的习惯，但是它会使大脑皮质抑制时间过长，时间久了，可能引起一定程度的大脑功能障碍，导致理解力和记忆力减退，还会使免疫功能下降，扰乱机体的生物节律，使人懒散，产生惰性，同时对肌肉、关节和泌尿系统也不利。另外，血液循环不畅，全身的营养输送不及时，还会影响新陈代谢。由于夜间关闭门窗睡觉，早晨室内空气混浊，懒床很容易导致咳嗽等呼吸系统疾病的发生。

第二个是起床后立即叠被。

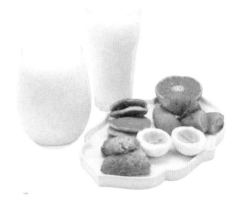

要知道，人体本身也是一个污染源。在一夜的睡眠中，人体的皮肤会排出大量的水蒸气，使被子不同程度地受潮。人的呼吸和遍布全身的毛孔所排出的化学物质有 145 种，从汗液中蒸发的化学物质有 151 种。被子吸收或吸附了很多水分和化学物质，如果起床就立即叠被，不让它们散发出去，容易让被子受潮以及受化学物质污染。

第三个是不吃早餐。

不吃早餐的人通常饮食没有规律，容易感到疲倦、头晕无力，时间久了就会造成营养不良、贫血、免疫力降低，并会产生胰、胆结石。

第四个是空腹吃糖。

很多东西都不适合空腹吃，糖就属于其中的一种。空

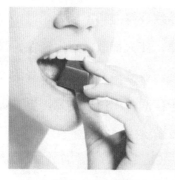

腹吃糖的嗜好时间越长，对各种蛋白质吸收的损伤程度就越重。由于蛋白质是生命活动的基础，因而长期空腹吃糖，便会影响人体的各种功能，使人体变得衰弱，甚至缩短寿命。

第五个是吃得太饱。

吃得太饱容易引起记忆力下降、思维迟钝、注意力不集中、应激能力减弱。经常吃太饱，尤其是过饱的晚餐，因为热量摄入太多，会使体内脂肪过剩，血脂增高，导致脑动脉粥样硬化。吃得太饱，还会引起一种叫"纤维芽细胞生长因子"的物质在大脑中数以万倍地增长，这是一种促使动脉硬化的蛋白质。脑动脉硬化会导致大脑缺氧和缺乏营养，影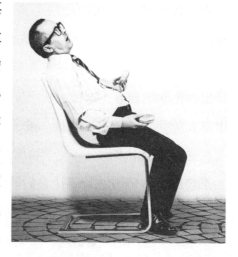响脑细胞的新陈代谢。经常饱食，还会诱发胆结石、胆囊炎、糖尿病等疾病，使人未老先衰，寿命缩短。

第六个是边吃饭边看电视。

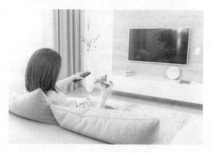很多人吃饭时看电视，这是很不好的习惯。一顿饭正常的时间是25分钟，在电视前吃饭，要么狼吞虎咽地吃完，要么就是无限制地拖延时间，这样很不利于营养的消化

吸收，自然对免疫力也没有好处。

第七个是饭后松裤带。

有人吃得太饱，就喜欢松裤带，这对健康十分不利。饭后松裤带会让腹腔内压下降，消化器官的活动与韧带的负荷量增加，从而促使肠蠕动加剧，易发生肠扭转，使人腹胀、腹痛、呕吐，还容易使人患胃下垂等病。

第八个是饭后马上睡。

有很多人吃完饭之后特别困，会选择睡一会儿，这对健康是不利的。饭后马上睡会使大脑的血液流向胃部，由于血压降低，大脑的供氧量也随之减少，造成饭后极度疲倦，容易引起心口灼热。如果血液原本已经有供应不足的情况，"饭后倒下就睡"这种静止不动的状态极易招致卒中。所以患有高血压的中老年人一定要注意，吃完饭最好是先散散步，然后再睡，不要马上就躺下。

第九个是蓄胡须。

有些男士以为蓄胡须是个性的象征，可是胡子具有吸附有害物质的性能。当人吸气时，被吸附在胡子上的有害物质就有可能被吸入呼吸道内。这些有害物质中包括酚、甲苯、丙酮、异戊二烯等多种致癌物，留胡子的人吸入的空气污染指数是普通空气的 4.2 倍。如果下巴有胡子，同时又留八字胡，其吸

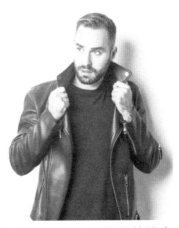

入的空气污染指数是普通空气的 7.2 倍。如果再抽烟，污染指数将高达普通空气的 50 倍。也就是说，蓄胡须的人吸入的有害物质是不蓄

胡须者的 50 倍。

第十个是热水淋浴时间过长。

在自来水中，氯仿和三氯化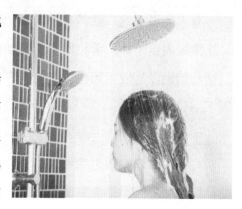烯是容易挥发的有害物质，由于在沐浴时水滴有更多的机会和空气接触，所以这两种有害物质会释放很多。如果用热水盆浴，只有 25% 的氯仿和 40% 的三氯化烯释放到空气中；而用热水淋浴，释放到空气中的氯仿就达到 50%，三氯化烯高达 80%。所以，淋浴时间一定不要过长。

第十一个是赌博。

赌博之所以对身心健康有害，是因为它本身属于一种强烈的精神刺激，长期进行赌博，可使中枢神经系统长期处于高度紧张状态，容易引起激素分泌增加、血管收缩、血压升高、心跳和呼吸加快等，会增加心血管疾病的发病率，还会使人患消化性溃疡和紧张性头痛等病。时间长了，内分泌和免疫力都会受到影响。

第十二个是生活过度紧张。

从事高强度脑力劳动的中青年人，他们的生命机器在整日超负荷运转，在生理和心理方面都承受着巨大的压力。过度的脑力和体力劳动后，随之而来的是抗疲劳和防病能力的减弱，进而可能引发多种疾病。

以上 12 种不良习惯会使我们的免疫系统功能受损，使免疫力被削弱，所以我们应尽量避免。每改掉一种不良习惯，我们的免疫力便会增强一点儿，我们的健康便会更加有保障。

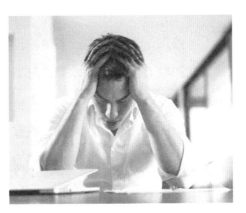

有人可能会觉得，只要每天睡眠时间足够就可以了，为什么一定要强调不能熬夜呢？这是因为，人体肾上腺皮质激素和生长激素的分泌都是有生物节律的。前者在黎明前开始分泌增加，上午 8 ～ 9 点达到高峰，具有促进人体糖类代谢、保障肌肉发育的功能；后者在入睡后方才产生，既能促进青少年的生长发育，也能延缓中老年人衰老。所以，一天中睡眠的最佳时间是晚上 10 点到次日早上 6 点。

假如我们不按照这个规律来，内分泌和免疫系统的功能都会受影响。不规律的睡眠和过大的压力，会导致人的免疫力下降、内分泌失调，让人容易感冒、胃肠感染、过敏等。长期熬夜还会导致失眠、健忘、易怒、焦虑不安等神经、精神症状。

可是，在不得不熬夜时，我们可以通过一些简单易行的小窍门来将熬夜对身体的伤害降至最低，以最大限度地呵护免疫系统，避免免疫力降低：

第一，服用 B 族维生素片。开始熬夜前可以服用 B 族维生素片，以解除疲劳，增强身体抗压能力。

第二，保持脸部洁净。女性朋友熬夜前千万记得卸妆，或是先把脸洗干净，以免因熬夜而引发满脸痘痘。

第三，饮食清淡。不要吃泡面来填饱肚子，以免摄入过多脂肪和糖类。最好以水果、吐司面包、清粥小菜来充饥，而且要吃热的东西。

第四，饮料宜选绿茶或枸杞子茶。最好是喝绿茶，既可以提神，又可以消除体内多余的自由基。但是胃肠不好的人，最好喝枸杞子茶，既可以解压，又可以明目。

第五，一定要喝足够多的白开水。白开水是身体最好的润滑剂，有利于身体排毒，对提升免疫力大有益处。

4.6　孤独会降低我们的免疫力吗

亚里士多德曾说："离群索居的人，要么是神，要么是野兽。"

我们人类毕竟是群居动物，长期与他人、外界断联，会导致我们身心不健康，严重的话还会患上抑郁症。

人若是一个人待着，哪儿也不去，哪个人也不想理，那么就会陷入孤独。孤独的感觉很糟糕，而且也会使人的免疫力降低，你是不是觉得这很不可思议？

假如我说，只要我能了解你是何种性格，就可以估计出你的免疫力是强还是弱，你相信吗？不管你相不相信，心理学家真的能做到。因为，孤独对免疫力有非常负面的影响。

科学家研究发现，孤独的人在排除其他因素影响的情况下，死亡率和癌症发生率比正常人高2倍。中年丧偶的人，看病比较频繁，他们住院的次数为同类患者的2倍，死亡率也明显偏高。他们患心脏病、肝癌和胃癌的概率，也为其他人的2倍；高血压的死亡率为其他人的3倍；肝硬化的死亡率为其他人的7倍。因为，孤独的人经常处于情绪紊乱的状态，使免疫系统受到影响，因而更容易患病。

　　不知道大家有没有留心观察过，当你到一个陌生的社交环境时，身体可能就会变得不太好。一个陷入孤独的人，情绪也会低落，而情绪的低落本身也能影响到我们的免疫力。

　　孤独不仅让人多病，还有可能让我们早衰。正常的人际交往可以抑制下丘脑区域的活动，降低乙酰胆碱、皮质酮和儿茶酚胺的分泌量。这些物质会让人不由得呼吸加快、心跳加速，并出现应激症状。所以，良好的社交和融洽的人际关系，能降低患感冒的概率，而且能够有助于激活自然杀伤细胞的活力，这些细胞专门"捕捉"和"破坏"肿瘤细胞以及已经被病毒侵入的细胞，因而有利于抗肿瘤、抗病

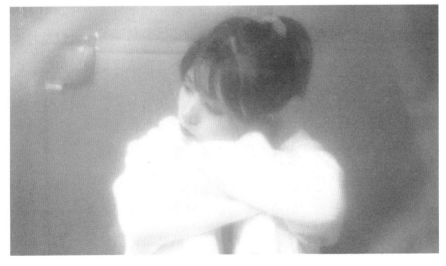

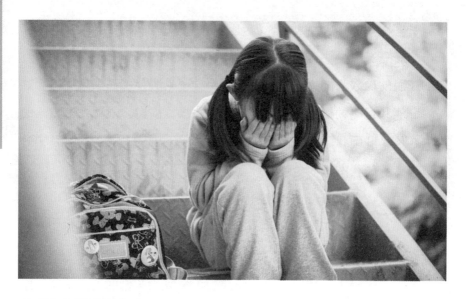

毒感染和增强免疫力。

　　既然和朋友聊天或倾诉心事，可以令人心情愉快，使身体减少分泌那些会对免疫系统产生抑制作用的激素。那么显然，孤独的人没有这样的条件，因为缺少这些激素，免疫系统功能受到的抑制自然就比较强，所以就更容易出现多病、易衰老等免疫力低下的症状。

　　所以，不管我们是多么内向的性格，都应该尽可能与外界环境保持接触。这样一方面可以丰富自己的精神生活；另一方面可以及时调整自己的行为，以便更好地适应环境。与外界环境保持接触包括三个方面，即与自然、社会和人接触，哪一方面都是不可或缺的。

　　尤其是老年人，他们不像年轻人一样需要工作、学习，不得不和外界接触，很多老年人退休在家，有着过多的空闲时间，常常产生抑郁或焦虑情绪。所以，老年人尤其要注意，保持正常的社交活动和人际情感的交流，是获得健康长寿的重要因素。一方面，老年人一定要注意扩大社会交往面，多参加各种有意义的社会活动；另一方面，老年人也应注意克服消极、无聊、悲观的情绪，改变不良的心理状态，多与年轻人交往，或种花、养鸟、钓鱼、下棋、吟诗、作画，以丰富自己的生活，寻求新的寄托和乐趣，从而帮助身体保持更加健康的状态。

4.7 免疫疗法可以治愈癌症吗

这本书的最后，说一件目前有关癌症的一个疗法，被称为免疫疗法。

先来讲一个故事。

2015 年 8 月，距离现在并不远，美国前总统吉米·卡特在 91 岁高龄的时候被诊断出患了一种恶性的黑色素瘤。这是一种死亡率非常高，几乎无药可治的病，况且当时的他已经 91 岁了。

据称那年春天，卡特总统与太太在圭亚那旅游患上感冒后，他在埃默里大学的医生，便开始密切注意卡特总统的健康状况。在 5 月进行增强 CT 检查时，医生发现卡特肝脏里有个肿瘤占位，疑似是肝癌。随后，卡特总统采取了外科手术治疗，术中从肝脏取出了一个 6 厘米左右的肿瘤病灶，该病灶被 MD 安德森癌症中心最终确诊为转移性黑色素瘤。在随后的进一步全身检查中还发现，卡特总统已经发生了脑部多发转移，有 4 个脑转移灶，每个病灶大概 2 毫米大小。

这时，没有任何人相信他能活下来，甚至就连他自己也觉得时间不多了。

但是仅仅在开始治疗之后的半年，卡特就向全世界宣布，他已经战胜了病魔，大脑中的肿瘤已经奇迹般地消失了。

这究竟是怎么回事呢？难道当初是医生误诊了还是真的天降奇迹了呢？

拯救卡特的正是他自身的力量，这些来自自身的力量，帮助他战胜了癌症。

我们人体内每天都会有癌细胞出现，一方面，它们要存活并繁衍下来；另一方面，它也要尽量逃避人体免疫系统对它们的识别与追杀。

免疫细胞具有识别敌人的功能，一旦它发现了人体中没有的、从来没有见过的化学物质，特别是蛋白质分子，免疫系统的功能就会被快速启动，通过各种方式把这些外来入侵者吞噬、分解、消灭。

不管是细菌、病毒还是身体内出现的异常细胞，它们的表面都携带着大量的、人体正常情况下不会出现的化学物质。

因此，免疫系统可以识别并清除入侵人体的各种细菌、病毒，还有人体当中产生的异常细胞——这里面当然也包括癌细胞。

但是，我们也知道，如果免疫系统过于强悍，会对我们自身造成不利。因此，免疫系统既不能太强，也不能太弱。这就导致了有一些癌细胞逃脱了免疫系统的"追杀"，活了下来并在全身扩散。

在漫长的进化中，为了在一定程度上遏制免疫系统的"过激反应"，为了限制它的速度，人体大概发展出了两种用以让免疫系统刹车的办法。

首先，免疫细胞装上了刹车功能，能够随时停下来。

就在过去的几十年里，科学家陆续发现，免疫细胞上其实自带了几十个具有刹车功能的蛋白质，这些蛋白质也被叫作"免疫检查点"。

正常的人体细胞可以主动去接触和结合这些免疫检查点，给免疫系统踩刹车，防止免疫系统过度活跃。通过这种办法，人体就能把免疫反应应用在那些真的出现了入侵者、真的需要免疫细胞战斗的部位。

其次，让免疫细胞区分敌我。

在免疫细胞诞生之后，首先需要学习的一件事就是区分人体自身的蛋白和外来的蛋白。免疫细胞在诞生的时候就自带一套模式识别系统，能够识别某种特定的化学物质。

在诞生以后，人体会对这些免疫细胞进行一轮筛选，如果一个免疫细胞模式识别的对象是人体当中本来就有的物质，那它就会被人体主动清除掉。因此，从理论上来讲，所有剩下的人体免疫细胞，都应该是专一对外的了。

在 20 世纪，美国科学家艾莉森，一直在关注一个叫 CTLA-4 的蛋白质。这是一种蛋白受体，其作为免疫检查点起作用并下调免疫应答。简单来讲就是给免疫细胞踩刹车的，给它降温用的，免得它伤到自己人。如果它被清除掉，那么免疫系统就会过分活跃，让人更容易患上自身免疫性疾病。

因此，艾莉森就猜想，在演化的过程中，癌细胞为了增加自己的生存率，会不会演化出了一种"支配"CTLA-4蛋白受体的能力呢？

虽然这个想法很大胆，但艾莉森决定去试一试，他提出了一种新的对抗癌症的技术手段。

如果能找到一种办法，破坏掉免疫系统自带的刹车，让癌细胞想踩刹车都无从踩起，不就可以让免疫系统重新活跃起来，帮助我们对抗癌症了吗？

艾莉森立即行动起来，设计了一种专门结合CTLA-4的药物，破坏这个刹车的功能，并且证明了这个药物至少在动物模型里确实可以对抗癌症。

基于艾莉森的这个思想，在2011年，专门结合CTLA-4刹车的新药益伏（Yervoy）上市，成为人类对抗黑色素瘤的利器。

益伏当然是一种革命性的药物，但是你应该也发现了，激活了人体的免疫细胞，让它们更活跃，岂不是也很容易给人带来免疫性疾病吗？难道就不担心免疫细胞过于活跃，而后进行"敌我不分"的残杀吗？

是的，益伏也有不良反应，用了这种药，人体的免疫系统确实是被重启了，癌细胞也确实被追杀了，但是大量正常的人体细胞也同时被误伤了。

那么还有没有其他更好的办法呢？

从理论上来说，我们只要找出免疫系统的刹车中专门针对癌细胞的，破坏它，就可以增强对癌细胞的杀伤力，但对其他细胞的杀伤力不变。

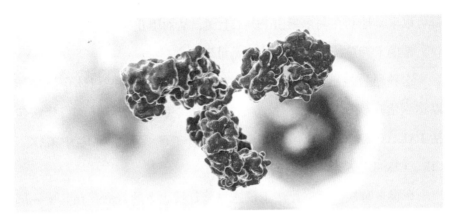

如果专门破坏这种针对癌细胞的刹车机制，就能让免疫系统重新活过来对抗癌症。与此同时，又不会让人体免疫系统变得过度活跃，引发不良反应。

在 20 世纪，就在艾莉森研究利用 CTLA-4 来治疗癌症的同时，另一位科学家本庶佑发现了免疫系统的另一个重要刹车——PD-1。它也被称为 CD279，是一种重要的免疫抑制分子。通过向下调节免疫系统对人体细胞的反应，以及通过抑制 T 细胞炎症活动来调节免疫系统并促进自身耐受。这可以预防自身免疫性疾病，但它也会"阻碍"免疫系统杀死癌细胞。

在 21 世纪初，华人科学家陈列平发现 PD-1 之所以可以防止免疫系统杀死癌细胞，正是因为癌细胞偷偷给免疫系统踩了刹车。

很多种类的癌细胞都会大量生产一种名叫 PD-L1 的蛋白质，这个蛋白质专门识别和结合 PD-1 刹车，让免疫系统停止工作。

从这个原理出发，我们只要找到可以破坏 PD-1 刹车的办法，是不是就可以让癌细胞失去一道屏障呢？

2014 年，专门结合和破坏 PD-1 刹车的新药，欧狄沃（Opdivo，也叫 O 药）和可瑞达（Keytruda，也叫 K 药）正式上市。这两款药物都可以牢牢地套在刹车蛋白 PD-1 上面，从而阻止癌细胞踩刹车。

帮助卡特总统治愈疾病的正是可瑞达。

这种通过控制自身免疫系统，人为地增强或抑制机体免疫功能以达到治疗疾病目的的治疗方法被称为"免疫疗法"。免疫疗法包括 LAK、CIK、CIK-DC、CAR-T、PD-1、CTLA-4 等，其中 LAK、CIK、CIK-DC 是已经淘汰的疗法。

在很多时候，免疫疗法不仅能显著延长患者的寿命，在其中一部分的患者当中，还能彻底治愈癌症。

实际上，免疫疗法的关键之处就在于人体自身的免疫系统。癌细胞有的时候非常狡猾，很可能会把自己伪装成正常的身体细胞，以此躲过免疫系统的检查。而且，它在还没变成癌细胞之前，本身就是"自己人"。因此，要伪装起来，比外来入侵的病原体容易许多。

人体内几乎每一个细胞都会产生一种特殊的蛋白质系统，简称 MHC（主要组织相容性复合体）。我们可以把它简单想象成一种"身份证"，当它遇到免疫细胞的时候，就会主动将自己的"身份证"拿出来给免疫细胞看。免疫细胞一看，就会发现，原来是自己人，就放

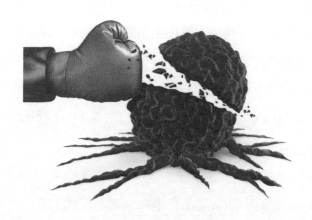

它过去了。

如果有外来的病原体入侵，被免疫细胞发现后，免疫细胞就会识别出它没有"身份证"，于是，免疫细胞就会召集附近的"兄弟们"，准备进入战备状态，随时消灭外来入侵者。

如果是人体内固有的细胞发生了异常，那么这些异常细胞的"身份证"就变得不再像以前那样清晰，因为总有一些原来人体内并没有的蛋白质，会被免疫细胞发现。当免疫细胞发现它们时，也会将它们清除掉。

因此，人体内的细胞要想不被免疫细胞视为敌人，就会想方设法通过 MHC 系统取得免疫细胞的信任。也就是说，细胞身上要有能够被认为是自己人的"身份证"。

回到癌细胞，癌细胞要想躲过免疫细胞的监察而不受控制地繁殖，就要想办法。因为它体内产生的异常蛋白质一定非常多，很容易就会被免疫细胞发现。

癌细胞的办法是不再生产 MHC，换句话讲，它主动停止了继续展示自己是谁。如此一来，人体的免疫细胞看到癌细胞后，就会陷入混乱，不知道这个细胞究竟是谁。

科学家发现了这点之后，便明白了这个底层的生物学原理。既然癌细胞会让免疫细胞产生混乱，让免疫细胞不知道它们是敌是友。那么，我们想办法改进免疫系统，是不是就有办法了呢？

有了方向之后，便是具体的路该怎么走。目前，人类走出了两条路。

第一条路是被动的。

也就是说，给我们的免疫系统来一次更新升级，直接给它装上一个全新的模式识别系统。这就好比，原来，免疫细胞看到了癌细胞，不知道该怎么对它。这么一迟疑，癌细胞可能就躲过了免疫细胞的追杀，开始在人体内大量繁殖。现在，我们主动告诉它："以后看到这个家伙，直接消灭就好。"

这条路之所以被动，是因为我们的免疫系统不需要自己做什么，我们直接就替它做了决定。目前，这条路最前沿的是一种叫嵌合抗原受体 T 细胞的免疫疗法，简称 CAR-T。

在 2012 年的时候，CAR-T 疗法就被用到了一个 5 岁患白血病的小女孩身上。当时，这个小女孩危在旦夕，她患的是一种罕见的白血病，情况很危急，很多办法都已经尝试了，但都没有什么效果。

最后，美国宾州大学的科学家决定死马当活马医，尝试了当时最新的 CAR-T 疗法。他们将小女孩的免疫系统提取了出来，然后给它们"上了一堂课"，说白了就是在这些细胞中导入一个全新的识别系统。

最终的结果出乎所有人的意料，小女孩战胜了病魔，体内的癌细胞在新识别系统的帮助下被消灭了。而且，此后也没有复发。

但是，上面这个小女孩最终得救，也有运气的成分，因为她体内的 CD19 蛋白质非常特殊，只在人体的淋巴 B 细胞上才有。而小女孩体内这一类细胞正好发生了癌变。所以只要对准 CD19，就能精确杀死癌细胞。

当然，这种疗法也有一定的不良反应，因为我们在给免疫系统装上新的识别系统时，一不小心就会让它攻击大量的自己人——正常细胞，引发非常强烈的自身免疫反应。

相比于 CAR-T 疗法，人类也走出了另一条主动的道路。

这条路的关键点就在于癌症疫苗。

说起疫苗，很多人都会觉得，应该是提前在人体内进行一场"追杀癌细胞"的军事演习。其实并不是，这种癌症疫苗并不是用来预防癌症的，就其本质而言，它是一种治疗手段。

简单来讲，人们首先将癌细胞从患者体内提取出来，然后对其进行一番系统性的分析，从中找出癌细胞到底产生了多少种正常细胞所没有的新蛋白质，或者带有基因突变的异常蛋白质。然后，将这些新的蛋白质人工合成出来，混在一起，注入人体。

打个比方，就好比我们玩一个游戏，游戏中的城市里出现了一群反叛者，它们是癌细胞，但它们伪装在正常人中间，城市里的监管部门识别不出它们。但是，我们作为屏幕外的玩家，知道哪里发生了暴乱，有的时候会找到几个正在作乱的分子。我们将它们抓起来进行研究，发现这类人和其他人虽然看上去差不多，但左手无名指都要长一点。于是，我们给城市里的监管系统下达指令，"左手无名指长的都不是好人"。

如此一来，这些癌细胞就能被重新识别出来，被免疫细胞围攻。

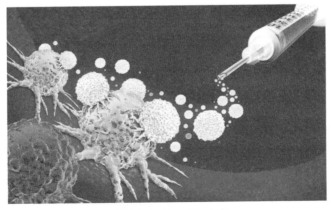

不治之症→慢性病

就在 2017 年，美国和德国分别做了两起人体试验，都非常成功。

但是，无论是 CAR-T 疗法还是癌症疫苗，目前对许多普通人来讲都不太现实，一是价格贵，一般人负担不起治疗费用；二是这种技术还在发展阶段，还未走向成熟。我们一边要增强免疫系统，帮助我们更好地杀死癌细胞，一边又要避免免疫系统产生过激反应，将正常的细胞也一并杀死了。

对于癌症的研究与攻克，科学家一直都在路上，以前癌症还被认为是一种不治之症，可是到了现在，很多科学家已经相信，癌症在不久的将来，可能会变成一种慢性病。

无论是哪种免疫疗法，其本质还是在于我们自身的免疫系统。

因此，归根到底，要想打倒癌症这个敌人，首先就要保证好我们的免疫力正常运转。否则，就算是有再多的技术支持，也只是徒劳。

结　语

读到了这里，相信你对免疫系统和免疫力已经有了一个大概的了解。

也许，里面的很多知识你早就知道了；也许，你刚刚知道。这些都不重要，重要的是，我们如何保护自己的免疫力。相信读到这里，你也能明白为什么用"保护免疫力"而不是"提升免疫力"。因为，我们的免疫力最好是处于一个平衡的状态，不能过低，也不能过高。

在我年少的时候，我对自己的身体几乎一无所知，也不知道该怎么保养。与同龄人相比，我的身体还算是健康的，一年四季也生不了几次病。

可是随着年龄的增长，我时常生病，而且一生病就是好几天。我以为自己的身体出了什么问题，去医院做了检查，结果一点儿问题都没有。医生跟我说，我的白细胞数量有些偏少，免疫力比较低，因此，才会动不动感冒。

自此之后，我便对我的身体产生了一些好奇。为什么白细胞会和我的免疫力高低有关呢？后来我便不断学习这方面的知识，一边感慨我们身体的神奇，一边庆幸自己很早就知道了这些知识。

也许，你读到这本书的时候，正值年少，或已经步入中年。俗话说，种下一棵树的最好时机是十年前，其次是现在。现在知道这些知识并不晚，我们还有时间来与我们的免疫力和谐共处，我们作为身体的主人，理所当然要保护好它，让它能够正常、健康、高效地运转。

希望你以后也能时不时拿起这本书看看，并能不断提醒自己，要时刻注意自己的免疫力。

现在，读完了这本书，就先放下吧，吃一顿健康营养的午餐或晚餐。接着，出去和朋友们聚一下，交流一下，保持良好的心态与人际关系。自己一个人去外面散散步，回来之后洗个澡，睡个好觉，也是一个不错的选择。

最后，祝福广大读者朋友都有一个健康的身体，常安且长乐！